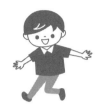

医学博士 平岩幹男

こどもの発達障害

僕はこう診てきた

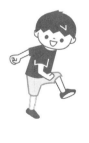

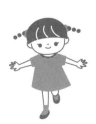

はじめに

「発達」という言葉は子どもが大人に向かって心身の能力を伸ばしていくこと、「障害」とは社会生活を送るうえで何らかの困難を抱えていることですが、それでは発達障害とこの2つの単語を結びつけた場合、どのような意味になるのでしょうか。

2005年に発達障害者支援法[1]が施行され、「発達障害」という言葉は行政を含めてさまざまな場面で使われるようになりました。同法の第2条にはこの法律において「発達障害とは、自閉症、アスペルガー症候群その他の広汎性発達障害、学習障害、注意欠陥多動性障害その他これに類する脳機能の障害であってその症状が通常低年齢において発現するものとして政令で定めるものをいう」とされています。この定義が疾患の羅列定義であり、質的な定義ではないことから、発達障害という言葉からそれぞれの人の受けるイメージや感じ方も変わってくるのかもしれません。

発達障害を抱えている子どもたちが増えているともいわれており、2022年には発達障害を抱える可能性がある子どもたちの割合が8.8%という報告もありました[2]。

著者は10年以上前に上梓した『自閉症スペクトラム障害』[3]のころから、発達障害の質的な定義として「発達の過程で明らかになる行動やコミュニケーション、（運動）などの障害で、根本的な治療法は現在ではないが、適切な対応により社会生活上の困難は軽減される障害」とお話ししてきました（運動は数年後に付け加えました）。行動やコミュニケーション、運動の面での困難さは生まれたときにはわからず、年齢とともに能力が付き始める段階で初めてわかることが多いと思います。また現在ではさまざまな対応や対症療法がおこなわれていますが、たとえば細菌感染症における抗生物質の治療のように、「症状も原因も消え

た」すなわち「治った」という状態になることは難しいと考えています。

　最近では発達障害をめぐって、国際的には神経発達症という表現が使われるようになってきました（世界保健機関：WHOのICD-11、米国精神医学会のDSM-5）。わが国の「発達障害」と「神経発達症」の違いは、わが国の発達障害が「知的障害」を含んでいないことに対して、神経発達症には含まれていることです。これについては第2章でお話しします。

　本書での発達障害の定義については、著者の質的な定義を用いて、そしてわが国での現在の発達障害の範囲を中心としてお話しします。あわせて、抱えている問題点や将来の方向性にも触れたいと考えています。

　著者は1976年に医師となり、半世紀にわたって、おもに社会生活に困難を抱える子どもたちへの診療に従事してきました。とくに最近30年間は発達障害、知的障害を抱える子どもたちへの対応が中心になっています。そのような経過から本書は子どもの発達障害を中心にまとめてみました。先にも触れたように、発達障害をめぐってはさまざまな考え方があり、さまざまな対応がありますので、現状を見据えながら将来展望も含めてお話しできたらと考えています。

　本書ではまず第1部で障害、発達障害に対する現在のわが国および国際的な考え方の整理、第2部で代表的な障害についての説明、第3部で発達障害を抱える子どもが利用できる社会資源、第4部で青年期に至るまでの、年齢層に応じて抱える課題についてお話しします。

著者

こどもの発達障害
僕はこう診てきた

目次

はじめに 2

第1部　発達障害とは　　　9

第1章　障害をどう考える　　10
障害とは 10／障害と差別 12／障害者の権利条約 12／障害は個人の全存在ではない 13

第2章　発達障害とその周辺　　15
発達障害のかけら 16／神経多様性とスペクトラム 17／発達障害と神経発達症 19／ICD-11における神経発達症一覧とICD-10からの主な変更点 20／DSM-5-TRにおける神経発達症一覧 21／原因が違っても臨床像が重なる 22／発達障害は増えているのか？ 23

第3章　発達障害の診断をめぐって　　25
診断の意味 25／見立てと見通し 27／グレーゾーンという考え方 30／様子を見ましょう 32／診断のきっかけ 33／障害ビジネス 35／医学的・生物学的検査 37／知能検査・発達検査 39／発達障害の症状は消えるか 42／てんかんの合併 42／睡眠 44

第2部　発達障害と各論　　　47

第4章　自閉スペクトラム症　　48
ICD-11（CDDR）での自閉スペクトラム症の診断要件 49／疫学 51／著者はどんなときに自閉スペクトラム症を考えるか 52／折れ線型自閉症

54／自閉スペクトラム症の検査 55／新奇恐怖 56／感覚過敏 57／強度
行動障害 60／行動・コミュニケーション介入 62／医療的対応 66／合
理的配慮とABC分析 67

第5章　ADHD
71

ICD-11（CDDR）でのADHDの診断要件 72／診断について 75／疾患
の頻度や遺伝的要因 76／ADHDの病態 77／併存障害 77／行動介入と
ABC分析 78／行動介入の基本 81／医療的対応 84／合理的配慮 85

第6章　発達性学習症
87

ICD-11（CDDR）での発達性学習症の診断要件 88／疫学 90／ゴール
選択 91／ディスレクシア 92／書きの障害 102／算数障害 103

第7章　発達性協調運動症
106

頻度と検査 107／ICD-11（CDDR）での発達性協調運動症の診断要件
108／対応と、著者のこれまでの取り組み 108／合理的配慮 113

第8章　知的障害（知的発達症）
114

ICD-11（CDDR）での知的障害の診断要件 115／頻度・疫学 116／発
見の手がかりと対応 117／合理的配慮 117

第9章　そのほかの発達障害や併存疾患
118

発達性発話症あるいは発達性言語症 118／常同運動症 122／チックおよ
びトゥレット症 123／選択性緘黙症 124／反抗挑発症、素行・非社会的
行動症 126／うつ病 129／双極性障害 130／パニック症 131／強迫症
132／社交不安症 133

第3部　発達障害と社会資源　135

第10章　福祉・保健サービス　136
公的な相談窓口　136／障害者手帳　138／特別児童扶養手当・障害児福祉手当　139／児童発達支援・放課後等デイサービス　139／乳幼児健診　142／多機関連携　145

第11章　教育をめぐって　147
幼児教育　147／就学に向けての流れ　149／小学校の就学先　151／GIGAスクールとICT　154／教育とAIの未来　157／特別支援教育　159／学校健診　162／不登校　164／いじめ　170／中学校　172／高等学校以降　174

第12章　医療とのかかわり　180
発達障害診療医とかかりつけ医　180／診断書・意見書　183／思春期相談の経験　187／One of them, Only one　189／成人医療への移行　189

第4部　年齢と対応　193

第13章　就学まで　194
ロードマップ　194／ライフスキルトレーニング　195／子どもとのかかわり　197／コミュニケーション課題　198／選択、諾否　202／ほめる・叱る　202／「できない」と「やらない」　206／あいさつ　208／感情を表現する　209／お手伝い　210／社会的妥協　212／友だち　213／時間経過の見通し　215／ヘルプサイン　216／生活習慣　218／スクリーンタイム・

ゲーム 220／みなさんに伝えたいこと 223

第14章　就学〜小学校〜中学校（義務教育の期間）225

ライフスキルトレーニング（LST）226／ほめる・叱る 227／合理的配慮 229／ICTについて 231／スマホとゲーム 233／国語について 236／算数について 238／クールダウン・切り替え 239／性の問題と性教育 241

第15章　思春期から成人へ　245

対人関係のさまざま 246／飲酒・喫煙・薬物 248／告知と受容 249／性の問題をめぐって 251／情報リテラシー 256／ヘルスリテラシー 258

第16章　将来を考える　261

趣味と余暇 262／ボランティア 263／一人暮らしスキル 264／モラトリアム（猶予期間）265／成人するということ 266／働くということ・就労のさまざま 267／目標とするもの 268

送故迎新（あとがき）270
参考図書・文献 272
さくいん 281

イラスト／秋田綾子

装幀・本文デザイン／東海林かつこ［next door design］

第 1 部

発達障害とは

第1章
障害をどう考える

　障害という言葉は、昔は障碍という表記でしたが碍の字が当用漢字に収載されなかったことから、害の字が当てられるようになり、障がい、しょうがいと表記する場合もあります。法律や医学用語では障害という表現が中心ですので、本書でもその表記にしますが、あくまで社会生活上の困難を抱える、抱えやすいということであって、障害＝疾患と考える必要はないと考えています。将来的には発達障害という表記が後述の神経発達症として概念を含めて整理されることを願っています。

障害とは

　わが国では昭和45年（1970年）に定められた障害者基本法[4]第2条で「障害者　身体障害、知的障害、精神障害（発達障害を含む。）その他の心身の機能の障害（以下「障害」と総称する。）がある者であって、障害及び社会的障壁により継続的に日常生活又は社会生活に相当な制限を受ける状態にあるものをいう」と定義されています。平成23年（2011年）の改正で（発達障害を含む）が追加されました。この考え方はその後の障害者総合支援法[5]へと引き継がれていきます。同法は、2005年制定の障害者自立支援法を2012年に改定したものです。

　ここでの障害の考え方は障害そのものが障害者個人に帰する医学モデルです。もちろん障害がなぜ起きるか、それはどのようなものかを探求していくためには、その障害の診断をはじめとして医学モデルが必要になります。しかしこのモデルは障害（disability）を、治療したり、リハビリテーションを含んで対応したりする必要がある機能障害（impairment）とみなしており、それを健康な状態とは考えていませ

ん。医学モデルでは障害を抱えた場合の生活機能への影響は、国際生活機能分類[6]で障害の状況に応じた定義やコードが付記され、抱えている障害の内容を知ることができます。しかし具体的な生活内容の評価には、著者はヴァインランド（Vineland）－Ⅱ適応行動尺度[7]の利用を勧めています。

　実際に障害を抱えた人たちは社会のなかで生活しています。抱える障害に対して適切な支援や配慮があれば、社会のなかで生活していける可能性があります。であるとすれば、その暮らしにくさに対しては社会が配慮していく必要があるとする、障害の社会モデルの考え方が後述する障害者の権利条約[8]をきっかけとして国際的にも広まってきました。さらには、障害を抱えた人が主体的に生きていくことを社会が支えるべきである、というデグネル（Degener）[9]による人権モデルという考え方も出てきています。人権モデルでは、人権が機能障害のあるなしにかかわらず存在するものと考えて、障害者であっても人間としての尊厳を認めるという方向性になります。

　一見対立するように見えるかもしれませんが、医学モデルと社会モデルは対立するものではありません。後述の障害者の権利条約には子どもも含まれていますが、「障害」がある成人を中心とした部分も多いです。ですから2つのモデルを切り分けるのではなく、子どもという特性も考える必要があります。

「発達」という質的な変化をもたらす可能性のある子ども時代には、個々の質的な成長が可能なことも多いので、その成長や能力の獲得によって、受ける配慮（環境を含む）が変わったり、配慮を受けやすくなったりする場合もあります。言い換えれば対応や配慮を、首を長くして待つだけよりも、手を伸ばせば届く能力を身に付けていくという考え方もあります。

障害と差別

　障害者に対する差別は歴史的に行われてきており、近年ようやく少しずつその解消に向けての動きが、十分とはいえませんが出てきました。障害を抱えた人たちは社会の多数派（majority）からすれば少数派（minority）ですし、その少数派が「社会に貢献しない、害を及ぼす」とみなされれば排除の対象になりえます。それがいわゆる「優生思想」です。

　わが国においても、第二次世界大戦後の民主主義体制になった1948年に優生保護法[10]が制定され、「第１条」に「優生上の見地から不良な子孫の出生を防止するとともに、母性の生命健康を保護することを目的とする」と定めました。障害を抱えた子どもを「不良な子孫」と規定し、社会全体のためには、そうした子どもが生まれてこないほうがよいという考え方（優生思想）に基づいた法律でした。

　その目的を達成するために、遺伝性の疾患や知的障害、精神障害などがある人に対して、本人の同意がなくても強制的に不妊手術を行うことも認めていました。この法律は1996年にようやく改正されました。2024年7月には最高裁判所で違憲とされました。障害に対する医学モデルから社会モデル・人権モデルへの変化は、障害を抱えていてもともに生きるという「共生思想」への変化です。それは同じ空気を吸って生きているという認識を持つことでもあると著者は考えています。

障害者の権利条約

　障害者の権利に関する条約[8]は国際連合憲章で2006年に定められ、その実効化への手続きを経て2014年に批准されました。この条約では障害を社会モデルとして扱う方向性を明確に出しています。この条約は、障害を抱えていてもすべての人権や基本的自由については差別され

ないこと、そして固有の尊厳を尊重することを目的としています。

　障害とされる社会生活上の困難は、取り巻く社会の態度や対応、環境要因によって起きることから、平等を基礎として社会に完全かつ効果的に参加することをうたっています。

　この条約では現在の対応に重要な3つの点も明記されています。

　まず最近、耳にすることも多くなった合理的配慮です。これは外務省による公定訳で、原文のreasonable accommodationをこのように訳しました。実際には「合理的」よりは「適切なあるいは当然の」、そして「配慮」よりは「調整あるいは調節」のほうがイメージしやすいと著者は考えていますが、公定訳であるため変更できません。詳細については第2部でお話しします。

　次にユニバーサルデザイン（UD：universal design）という表現も「調整又は特別な設計を要することなく、最大限可能な範囲ですべての人が使用することのできる製品、環境、計画およびサービスの設計をいう」と定義されました。これは交通機関などのピクトグラム（標識などのシンボル表示）にも生かされるようになってきています。

　もうひとつは、障害を抱えていることにより差別されることを防ぐ「差別の禁止」です。これは日常生活や教育、職業などにも共通です。

　この権利条約を批准するために、批准の前後からさまざまな法整備が進みました。2011年の障害者基本法の改正、2012年の障害者総合支援法の制定[5]、児童福祉法の改正[11]、2013年の障害者差別解消法の制定[12]、障害者雇用促進法（1960年制定）の改正[13]などです。これらの法律やそれ以外の法律においても、その後も改正が繰り返されたり予定されたりしています。

障害は個人の全存在ではない

　発達障害の子どもという表現と、発達障害を抱えた子どもという表現

を比べてみましょう。発達障害はその子の全体や全人格を表すものではなく、その子の生活上の困難に発達障害に含まれるさまざまな症状が影響しているということです。これは発達障害に限らず、身体障害や知的障害、精神障害などでも同じであると著者は考えています。同じように、障害を抱えていてもいなくても、すべての子どもたちには楽しく暮らす権利があると考えています。

第 2 章
発達障害とその周辺

「はじめに」で触れたように、著者は発達障害（知的障害を含む神経発達症でも同じです）について「発達の過程で明らかになる行動やコミュニケーション、運動などの障害で、根本的な治療法は現在ではないが、適切な対応により社会生活上の困難は軽減される障害」と考えてきました。それらはけっしてまれなものではないのですが、発達障害の用語そのものを含めて概念も国際的に変わりつつあります。

　わが国では、発達障害の調査とはうたってはいませんが、平成14年（2002年）度から文部科学省が「通常学級に在籍する子どもたち」を対象とした、学習面／行動面で著しい困難を抱えていると教員に判断される子どもについて10年ごとの調査を行っています。行動面に関しては「『不注意』又は『多動性―衝動性』の問題を著しく示す」という質問項目と「対人関係やこだわり等の問題を著しく示す」という項目が含まれています。令和４年（2022年）度調査は「通常の学級に在籍する特別な教育的支援を必要とする児童生徒に関する調査結果について」[2]として報告されました。

　平成14年（2002年）度には全体の6.3％、平成24年（2012年）度には6.5％、そして令和４年（2022年）度には8.8％と増加傾向にあります。医療機関での診断ではなく学校調査なので、これがそのまま発達障害の実数に該当するわけではありませんが、発達障害関連の症状について、実際に増えているのかどうかは別として、少なくとも教職員の間での認識は高まっていると考えられます。令和４年（2022年）度調査では、考察で、テレビゲームの影響やインターネット、スマートフォンの影響についても触れていますが、これには根拠となるデータが挙げられ

ていません。

ともあれ、特別支援学級や特別支援学校ではなく、通常学級に在籍している子どもたちのあいだでも、こうした困難を抱えている子どもたちがまれではないという結果でした。また文部科学省では、特別支援学級に在籍する児童・生徒数、後述の通級指導教室に在籍する児童生徒数も増加しているなど、特別支援教育を受けている児童・生徒数が増加していると報告しています[14]。

発達障害のかけら

発達障害が行動やコミュニケーション、運動などの障害であるとしても、列に並んでいたときに割り込みたくなったり、時間に追われてつい心ない言葉が出たり、言おうとしていたことが口から出なくなったり、相手の発言にうまく対応する言葉が返せなかったり、つまずいて転んだり、誰しもそのような経験はあると思います。それがそのときだけのことで、日常生活全般に支障や困難をきたしたりしないのならば、誰にでもあるようなことと考えられるでしょう。もし焦って列に割り込んでしまっても、注意をされたときに謝って列の最後尾に並べば、問題はないかもしれません。

発達障害のかけらはこのように誰にでもあるものですが、その「かけら」が社会生活の支障になったり困難をきたしたりするようであれば、何か困りごとが起きやすい原因があるかもしれないと考えることになります。そこで大切なことは、困りごとが起きる原因を突き止めて診断することでしょうか。

それよりは、どう対応すれば困りごとが減るのか、対応を考えるほうが先のはずです。しかし困りごとの出るパターンがわかっていれば、そのパターンに「診断」が「対応」とともに出てくるかもしれません。発達障害という言葉は先にもお話ししたように、コミュニケーションや行

16　第1部　発達障害とは

動、運動などでの困りごとの総称といえるのかもしれません。その意味では医学モデルですが、適切な対応によって困難が減るとすればそこを考えるのは社会モデルに近くなります。あくまで「発達障害」の診断は、困りごとを抱える人たちの状況の総称であって、人格でも全存在でもないと著者は考えています。

　第5章でも触れますが、たとえば不適切な行動に対して叱り続けて自信をなくさせるのか、切り替えたり助けを求めたりする方法によって不適切行動が減少すればほめて自信を持てるようになるのか。「かけら」が同じであっても、対応によって将来が変わるかもしれない、これはとくに子どもの時期にいえることでもあります。

神経多様性とスペクトラム

　最近、発達障害をめぐって神経多様性（neurodiversity）という表現を耳にすることが増えてきました。この言葉は20世紀の終わりごろから使われるようになったようで、経済産業省のホームページ[15]には次のように記されています。

　ニューロダイバーシティ（Neurodiversity、神経多様性）とは、Neuro（脳・神経）とDiversity（多様性）という2つの言葉が組み合わされて生まれた、「脳や神経、それに由来する個人レベルでの様々な特性の違いを多様性と捉えて相互に尊重し、それらの違いを社会の中で活かしていこう」という考え方であり、特に、自閉スペクトラム症、注意欠如・多動症、学習障害といった発達障害において生じる現象を、能力の欠如や優劣ではなく、『人間のゲノムの自然で正常な変異』として捉える概念でもあります。

　イノベーション（改革）創出や生産性向上を促すダイバーシティ経営は、少子高齢化が進む我が国における就労人口の維持のみならず、企業

の競争力強化の観点からも不可欠であり、さらなる推進が求められています。この観点から、一定の配慮や支援を提供することで「発達障害のある方に、その特性を活かして自社の戦力となっていただく」ことを目的としたニューロダイバーシティへの取組みは、大いに注目すべき成長戦略として近年関心が高まっております。この概念をさらに発信し、発達障害のある人が持つ特性（発達特性）を活かし活躍いただける社会を目指します。

　このように神経多様性を職業的能力として活用しようということが力説されていますが、2012年のジャースマ（Jaarsma）らの報告[16]では、ニューロダイバーシティ自体が議論の多い概念であり、知的障害をともなう場合には障害として考えても構わないが、知的障害のない自閉症においてはいわば性的指向と似通った特性に近いものとして考えることで、医学的診断による障害としての不利益を回避できるかもしれないとしており、このように「障害」と考えるよりも「自然なバリエーション」として考えることができる可能性もあるとしています。

　いずれにしても神経発達症を抱えていてもいなくても、それぞれの人には個体差が存在することは身体にも精神にもあり、たんに神経多様性という表現をすることによって、障害が社会のなかで特性として考えられるような段階になっているとは、まだ著者は考えていません。

　虹は虹のスペクトラム（rainbow spectrum）と表現されることがありますが、あの輪を構成する幅のなかにさまざまな色があります。自閉症はそのなかにある多様性から自閉スペクトラム障害と呼ばれるようになりました。ウィング（Wing）[17]は、当初連続体としていたようですが、多く知的障害をともなういわゆるカナー（Kanner）型の自閉症と、知的障害をともなわないいわゆるアスペルガー（Asperger）症候群までを包摂する概念としてスペクトラム（spectrum）の表現になり

ました。著者の個人的な感想ですが、自閉スペクトラム症だけではなく、ADHDも発達性学習症も基本的な共通点はありながら、症状や社会生活上の困難、対応には幅があることからスペクトラムとしてもよいのかなと感じていますし、発達障害全体もそうかもしれません。

発達障害と神経発達症

わが国では法律をはじめとして教育、福祉や医学の部門でも発達障害という呼称が定着していますが、国際的には、2013年の米国精神医学会のDSM-5（診断と統計マニュアル：2022年に改訂版）[18]や、2022年の世界保健機関（WHO）のICD-11（国際疾病分類11版）で、「神経発達症」という概念が提唱され、そこにはわが国の「発達障害」には含まれていない知的発達症（知的障害）が含まれています。

これまでの経過として、行政や教育の領域ではICDが、医学の領域ではDSMが多く用いられてきました。

わが国の発達障害の概念は基本的に1992年に発表されたWHOのICD-10[19]のうちF8（広汎性発達障害：自閉症のグループ）とF9（小児期および青年期に通常発症する行動および情緒の障害）に基づいて作られています。先述の発達障害者支援法第2条の「自閉症、アスペルガー症候群その他の広汎性発達障害、学習障害、注意欠陥多動性障害その他これに類する脳機能の障害」がF8とF9の代表的な疾患を羅列しています。

ICD-11では2024年に、精神、行動、神経発達症の臨床記述と診断要件（Clinical descriptions and diagnostic requirements for ICD-11 mental, behavioural and neurodevelopmental disorders：略称CDDR）が発表されました[20]。本書においてのICD-11の診断要件や説明はCDDRに基づいています。

最近の医学の世界では、発達障害ではなく、神経発達症の記述もよく

目にするようになってきましたが、法律や教育、福祉などの世界では依然として発達障害のくくりで、法律上は精神障害に分類されています。併存する場合がしばしばある知的障害とは別枠なので、現状では法改正がなされるまでは神経発達症という呼び方ではないと感じています。

　国際的な分類に合わせるためには、将来的に知的障害者福祉法、障害者基本法、障害者総合支援法、発達障害者支援法などを改正して、知的発達症（知的障害）を含んだ神経発達症という大きなくくりでまとめられるようになることを期待しています。

ICD-11における神経発達症一覧とICD-10からの主な変更点

　神経発達症は「区分6A」となり00から06まであります。小区分については各項目で触れます。

6A00　知的発達症（知的障害）

6A01　発達性発話・言語症（構音障害、早口発話、吃音など）

6A02　自閉スペクトラム症

6A03　発達性学習症（学習障害）

6A04　発達性協調運動症（発達性協調運動障害）

6A05　注意欠如多動症（ADHD）

6A06　常同運動症

　ICD-10からの変化について簡単に触れます。ICD-10のF7（知的障害）、F8（広汎性発達障害）、F9（小児期および青年期に通常発症する行動および情緒の障害）が、ICD-11では6A（神経発達症）に統合されました。

　F8の小児自閉症と小児期崩壊性障害、アスペルガー症候群が自閉スペクトラム症に統合され、レット（Rett）症候群は原因遺伝子が明らかになったことから、発達上の異常に分類されました。F9の選択性緘黙が6Bの不安・恐怖関連症群に、反応性愛着障害、小児期脱抑制性愛

着障害が6Bのストレス関連症群に、行為障害が6Cの秩序破壊的・非社会的行動症群の区分に、非器質性遺尿・遺糞症が6Cの排せつ症に、トゥレット障害を含むチック障害が8A（神経系の疾患）に配置換えされました。

DSM-5-TRにおける神経発達症一覧

・知的発達症群（知的障害）

・コミュニケーション症群（言語面の遅れ、構音障害、吃音など）

・自閉スペクトラム症

・注意欠如多動症

・限局性（特異的）学習症

・運動症群（発達性協調運動障害、チック、トゥレット障害、常同運動症、など）

・その他分類不能を含む

　米国精神医学会によるDSM-5は2013年、TR（text revision：修正版）は2022年に発表されていますが[18]、その前のDSM-Ⅳ[21]は1994年、TRは2000年に発表されています。DSM-Ⅳ-TRでは神経発達症ではなく「通常乳幼児期、小児期、青年期に初めて診断される疾患」としてまとめられています。知的障害はそのなかに入っていますが、精神遅滞（mental retardation）となっておりDSM-5-TRでは知的発達症（intellectual developmental disorders）に変わっています。また自閉症グループはⅣ-TRでは広汎性発達障害（pervasive developmental disorder：PDD）で、5-TRでは自閉スペクトラム症（autism spectrum disorders：ASD）に変わっています。そのほかにも細かな変更点があります。

原因が違っても臨床像が重なる

　身体疾患では症状に加えて、検査所見や画像所見に基づいて診断されることが多く、また特定の遺伝子異常が背景に存在することなども多く知られるようになり、これらは一般的には生物学的検査として扱われます。神経発達症にはさまざまな原因が関与していると考えられていますが、特徴的な検査所見や画像所見のような生物学的検査の基盤はありません。多くの遺伝子についての報告はありますが、特定の遺伝子で説明できることは少ないことから、ICD-11にしてもDSM-5-TRにしても、基本的には症状に基づいて診断されます。レット症候群は神経発達症から発達上の異常に分類されましたが、この症候群の多くがMECP2遺伝子の異常を抱えていることが明らかになったためと考えられます[22]。

　自閉スペクトラム症、ADHD、発達性学習症、発達性協調運動症はそれぞれ別の分類になっていますが、これまでの著者の臨床経験でも、このうちの1つだけを抱えている場合から、すべてを抱えている場合まで、併存のしかたはさまざまです。自閉スペクトラム症とADHDの合併はDSM-IVまでは認められていませんでしたが、DSM-5からは併存も記載されています。ICD-11では併存に言及していません。

　発達障害（神経発達症）の枠のなかでの併存についての論文はとても多いのですが、2016年スティーブンス（Stevens）らは、自閉スペクトラム症と診断された子どもの59％にADHDが併存していたことを報告していますし[23]、グーラディンズ（Goulardins）らはADHDと発達性協調運動症の合併が多いこと[24]、ジャーマノ（Germano）らの総説では発達性読み書き症との合併について[25]、バート（Bhat）は自閉スペクトラム症と発達性協調運動症の合併が多いことについて[26]、ネムニ（Nemmi）らは発達性読み書き症と発達性協調運動症の合併について[27]などを報告しています。

それらの共通基盤についての研究も進められていますが、まだ決定的といえる報告は目にしていません。2016年スタッドレー（Stoodley）は、小脳の機能についての共通基盤に言及していますし[28]、2024年モー（Maw）らの総説では、認知機能面での問題を指摘しています[29]。2022年カンガラニファラハニ（Kangarani-Farahani）らは、機能的MRIを用いて自閉スペクトラム症、発達性協調運動症、ADHDを比較し併存例では所見を認める例が多いことを報告しています[30]。

　このほかにADHDと自閉スペクトラム症を併存すると、気分障害や破壊行動やチックなどの精神疾患（チックは前述のように現在は神経疾患に分類）を合併しやすいことを、チェン（Chen）らが2015年に報告しています[31]。

　なぜかは解明されていませんが、このように発達障害（神経発達症）同士やほかの精神疾患を合併しやすいなど、かなり複雑な集合体だと感じられます。その解明は介入や生活能力の向上、困難の軽減にもつながりうるので、今後の発展に期待しています。

発達障害は増えているのか？

　発達障害という言葉が知られるにつれて、増えている、診断されるようになったから増えているように見える、という議論が繰り返されてきました。たとえば自閉スペクトラム症が増えているという報告は数多くありますが、もし遺伝的な要因が中心であればその増加は説明がつきません。環境因子だとしても多くの国での調査で増加が報告されていることからすれば、地球規模の何かが起きているということになりますが、そうした現象もとくに思い当たりません。

　ワン（Wang）ら[32]はこの20年に自閉スペクトラム症の診断が急増しているが、現在はそれを説明できる原因は明らかにされておらず、自閉スペクトラム症の動物モデルの研究も含めて、遺伝子の転写や脳腸相

関、免疫系の炎症などさまざまな情報を解析していく必要があるとしています。

米国小児科学会の総説[33]では、診断基準ができてそれに沿って診断されるようになったこと、自閉スペクトラム症に対する早期介入を含めた社会の関心が高まったこと、スクリーニング検査が行われるようになったこと、診断によって学校での配慮が受けやすくなったことなどを増加の要因として挙げています。

著者はわが国における増加の要因は、やはり診断されることが増えてきたこと、社会の関心が高まってきたことが大きいと考えています。著者の臨床経験のなかでも、40年前には2歳以下で自閉スペクトラム症を疑って介入することは困難でしたが、最近10年あまりはときには1歳未満でも発達経過や行動観察の結果から、介入を考えたり行ったりしている場合もあります。

第3章
発達障害の診断をめぐって

　この章では発達障害という診断の意味、それが決定的なものかどうか、生物学的検査（血液検査や神経画像検査、遺伝子検査など）についての現状、予後について現在考えられていることなどについて簡単にまとめてみました。

診断の意味

　わが国では医学的診断を行い、場合によって診断書を発行できるのは、医師（歯科領域では歯科医師）に限られています。発達障害について、生物学的検査で診断をすることは、ある程度の評価はともかく、現時点ではできません。したがって、そのときの社会生活上の困難や症状、それまでの経過などに基づいて診断することになります。そこに医師による主観が入りうることは否定できません。

　診断はその時点での評価だと考えられますが、それは対象となった子どもに烙印（スティグマ）を押すということではありません。経過によって診断が変わったり、併存疾患が明らかになったりすることは珍しいことではありません。しかし診断された子どもの保護者にとっては、診断を「決定的なもの」と受け取ることもあるでしょうし、それによって悲観的になることもあり得ます。

　第4章でも触れますが、たとえば自閉スペクトラム症はこれまでの歴史的経過や、その疾患名「自閉」に対して、いわゆるブラックイメージを持つ方が少なくありません。それは社会一般でも、教育や福祉の世界でも、ときには医療の世界ですら例外ではないかもしれません。

　発達障害を抱えた子どもたちの診療を続けていて、たとえば3歳で言

葉を話すことのできない子どもを初診で診た後、保護者に診断名を聞かれたら「自閉スペクトラム症」の可能性が高いことを話すかもしれません。しかし、一方ではその診断名のブラックイメージが保護者に衝撃を与えかねないことも理解しています。診断に絶望した家族が予想外の不幸につながる行動をとることは避けたいとずっと感じながら診療を続けてきました。

　初診のときに保護者がこの子は言葉を話すようになるでしょうかと聞かれたら（ほとんどの場合に聞かれます）、言葉を話すようになるためには言語的コミュニケーションの前に非言語的なコミュニケーション（視線を合わせる、身振りをまねする、表情を理解する、指差しをするなど）の獲得が必要で、それとともに発語よりは言語理解が先立つこと、併せて生活習慣の獲得なども必要であることをお話しします。多くの場合には、また受診されますので、それまでの1〜3ヵ月に何を目標として子どもに接するのかをお話しします。

　著者は2023年に間質性肺炎で入院しており、それ以来、現在ではクリニックで初診の方はお引き受けしていません。それまでの初診では、申し込みがメールでしたので、初診前に発達経過や聞きたいことなど本来は問診で聞く内容をメールなどでいただいていましたし、朝、その内容を確認してから診察に出かけていました。

　初診の時間はおおむね1時間にしていましたが、問診の時間はほとんどなく、まずは子どもの行動観察（思春期の場合には世間話）から始めていました。その時間は幼児の場合には、20〜30分程度が多かったです。そこで子どもの様子、動作や視線を観察して、これができるかもしれないと考えたら、例としてやってお見せしたり、それをまた保護者にもしていただいたりすることもありました。会話ができるレベルであれば、今日の朝食の内容、昨日の夕食の内容、好きな食べ物、嫌いな食べ物などを子どもとの会話から聞きますし、さらに好きなスポーツや音

26　第1部　発達障害とは

楽、何をしているのが楽しいかなど生活全般の話になることもありました。

　思春期の子どもの場合、自分から望んで受診することは少なく、多くは保護者に連れられての「いやいや」受診です。問題点に切り込むことよりも、まずは関係性を作ることが目標になります。著者は以前に受診のときの調査票を考えて、地域の開業医に協力をお願いしたことがあります[34]。思春期の場合には子どもとの信頼関係を築くために時間がかかることもあります。関係性を作っていくなかで、抱えていた困難がほぐれていく糸口につながることもあります。

　どの年齢であっても、次の受診までの手がかりや手立てなどのヒントが見つかれば、それをしてみようと考えられる保護者は少なくありません。もちろん一度見ただけでヒントが浮かばないこともあります。初めての場所で子どもが落ち着かない場合もあります。そうした場合には、食事や遊びなど家庭での生活場面の動画を送っていただき、それに基づいてできることをお勧めすることもあります。

　また、必要に応じてオンラインで診察や相談を行うこともあります。たとえばZoomで行う場合、子どもの行動観察をしようとしても子どもが画面から出ていってしまうことがよくありますので、保護者とはパソコンの画面で話していても、スマホなどで子どもを追尾してもらって指示に対する行動を観察したりすることもあります。オンラインの場合には録画してそのMP4ファイルをYouTube動画ファイルにすることにより、簡単にURLを共有することも可能です（これは第10章の多機関連携でもよく使う方法です）。

見立てと見通し

　ある時点での診断はいわば「見立て」です。保護者が願っていることは「見立て」もそうでしょうが、それよりも「見通し」だと感じていま

す。見通しには「短期的」「中期的」「長期的」がありますが、これは最初に決めてしまうのではなく、経過を診ながら修正や目標設定を繰り返していきます。

　見通しを保護者や周囲と共有することは簡単でありません。保護者の要望として、たとえば3歳で無発語のお子さんを拝見したときに、もちろん言葉を話すようになってほしいということは前述のように多いのですが、とりあえずは短期的な目標として子どもへの介入方法を考えます。第13章でも触れますが、模倣やかかわり方を含めた方法を積み重ねてそれを実現するようにサポートをしています。もちろんできることが増えるか、なかなか増えないかには、子どもによって差もありますので、短期的な目標もそれを見ながら修正することがあります。

　もし3年後に小学校に行けるでしょうかと聞かれたら、生活習慣の獲得、トイレや食事、着替えなど、言葉による指示を理解して実行できるようになることが目標になるとお話ししています。そのためにどのように道筋（ロードマップ）を考えていくかが中期的な目標といえるかもしれません。

　子どもが生まれたとき、成長したらサッカーを習わせたい、ピアノを習わせようかなと、保護者はいろいろな夢を描くことがあります。それは保護者の心のなかの、いわば「ロードマップ」です。しかし障害を抱えていると聞かされた、診断されたときにそのロードマップは消え去り、地図のない街に放り出されたように感じることもあると思います。診断を受けて何年もたってから、そうした気持ちを抱えたというお話を、保護者の方からうかがったこともあります。

　そのロードマップを保護者といっしょに、もちろん短期的にできることから始めて、徐々に作り直していくことが理想です。うまくいく場合ばかりではありませんので、なかなかできることが増えない場合には、子どもの状況を見ながらロードマップを何度も修正することもありま

す。

　ここで大切なのは、ロードマップどおりにならないことで、保護者や家族が追い詰められるのを避けることだと思っています。いつも保護者や家族の気持ちがわかるわけではないですし、これまでに著者がひとりよがりになっていた部分もあるかもしれませんが、気持ちとしてはそれを大切にしてきたつもりです。

　努力しても期待された結果が出るとは限りません。それでもできることを増やすために、前著『発達が気になる子のライフスキルトレーニング』[35] の最初に書いたように、「あせらない」「あわてない」「あきらめない」の３つの「あ」を大切にしたいと考えています。療育（介入）は修業ではありません。生活のなかにどうやって取り入れるかを考えて、楽しくできることが理想ですし、無理をしないことも大切です。

　発達障害を疑われたり診断されたり療育や介入を勧められたり通ったり、それでも原則は変わりません。

　なお、療育は治療＋教育を意味しますが、英語では治療（treatment）になり、介入は心理や福祉をも含めたより広い意味であり、英語ではinterventionになります。本書では、発達障害の困難さに対して、療育はトレーニングなどを、介入は療育も含めた、子どもや家族へのより広い対応を示しています。ですから両者を併記している場合もあります。

　介入や療育はすればよいというものではなく、現状の把握からどのような経過になるかを考え、ロードマップ作りのお手伝いをすることでもあります。この後の障害ビジネスの項や第４章でもお話ししますが、たとえば「療育」をうたっていても質はさまざまであり、それは外からはなかなか判断できないという現実もあります。

　長期的な見通しは成人後の状況になると思いますが、さすがに３歳ではそれは無理です。お子さんによっても発達状況によっても変わってきますが、著者は10歳を過ぎるころにはなるべく「その時点」でできる長

期的な見通しと、そのために何が必要かを、ご家族も含めて情報や認識を共有しながら考えていくことが多いです。

グレーゾーンという考え方

　障害とはある症状によって社会生活上の困難が生じることという医学モデルで考えた場合、症状があっても困っていなければその状態を障害とみなす必要はありません。しかし実際には、症状による困難さは環境要因も含めてさまざまな因子が絡んできます。たとえば自閉スペクトラム症で言語発達の遅れがあり、それがさまざまな介入（療育）によって改善し就学したとしても、その時点では困りごとは一見ないかもしれませんが、対人関係のトラブルなどから不登校になり、併存していたかもしれない社交不安症の症状が出て、他人に会うことに強い不安を感じて、外に出られなくなったりすることもあります。

　その場合、言語発達の遅れに対して介入が必要であった時期には、障害とみなせるでしょうが、就学しても自閉スペクトラム症の基本症状としてのこだわりなどは持ち続けていると思います。この状態ではとくに介入が必要ないとすれば（予防的にさまざまなトレーニングをすることもあります）、その状態をもし使うとすればグレーゾーンと呼ぶことも可能かもしれません。そしてひきこもりの状態で援助や介入が必要になれば、それは社会生活上の困難を抱えているということになり、また「障害」に戻ってしまうとしましょう。その後に医療的な介入（カウンセリングや投薬も含む）によって社会で生活するようになれば、またグレーゾーンに戻ったということなのかもしれません。

　著者は以前に障害を中核（core）、グレーゾーン（gray zone）、範疇（category）に分けて考えていた時期もあります[3]。症状があって社会生活上の困難を抱えていれば中核、症状があってもそれが困りごとにならない場合を範疇、ときによって困りごとになったりならなかったり

30　第1部　発達障害とは

する状況をグレーゾーンと説明していました。しかし困りごとがあれば対応が必要ですし、紛らわしいので、その表現は最近では使わないようにしています。

　グレーゾーンという表現が、症状はあるけれども診断基準を満たさない場合に使われることもあります。たとえばDSM-5ではADHDの不注意の症状は9症状のうち6症状以上（17歳以上は5症状以上）が見られるときに診断されますが、8歳で4〜5症状の場合には診断されないので、それをグレーゾーンとして扱っている医療機関もあります。

　しかし実際にはその症状のために日常生活での不都合が起きているとすれば、診断はつかないままであったとしても、何らかの対応や介入が必要になると思います。この診断のカットオフラインは、発達障害（神経発達症）が後述の生物学的検査によって診断されるものではないことを考えると、診断者の主観や環境による影響は排除できません。

　もうひとつは何らかの症状があって医療機関を受診したとき、診断の決め手がない場合に問題なしとして、もし後から見逃しと非難されると困ると考え、とりあえずグレーゾーンとしていることもあります。受診した医療機関でグレーゾーンと言われた場合、保護者は何をすればよいのかがわからなくて不安な日々を送るかもしれません。

　著者は、診断よりは困難、困りごとへの対応が優先すると考えていますが、医療保険を使っての診療では診断名をつけないと保険請求ができません。「疑い病名は、診断がついた時点で、速やかに確定病名に変更すること。また、当該病名に相当しないと判断した場合は、その段階で中止とすること」という厚生労働省の通達に沿って[36]、とりあえずは疑い病名にする場合もあります。

　著者は先の「疑い」病名をつけることはあっても、基本的に当事者やご家族にグレーゾーンであるという説明や表現はしていません。グレーゾーンという表現での経過観察は、もし困難を抱えているのであれば対

応が遅れるだけの可能性もあり、困りごとがない時期があっても、経過を追っているうちに困りごとが出てくることもあります。何よりも、グレーゾーンだから何もすることがない、経過をただ見るだけという状況にはしたくないと考えています。不安があればそれに対応する、困難があればどうすればよいかを考えて共有することが基本だと思います。

様子を見ましょう

とくにグレーゾーンと言われたときに多いように感じていますが、そうではなくても、診察時に「様子を見ましょう」と言われることがあります。著者は30年以上前からこの言葉を、とくに乳幼児健診では使うべきではないと話してきました[37]。

乳幼児健診は、1歳6ヵ月、3歳の2回について、すべての自治体で該当年齢のすべての子どもに行うよう母子保健法第12条で定められています。通知をもらって何も考えずに受診したときに、たとえば発達の遅れがあるかもしれないと言われ、「どうすればよいでしょうか」と聞いたときに「様子を見ましょう」と言われれば、誰しもそれほど大きな問題ではないと考えてしまうと思います。そうして時間が過ぎて、もし介入が必要であった場合、それが遅れてしまうことにもなりかねません。

ですから「様子を見ましょう」という表現を用いる場合は、具体的に「いつまで」様子を見るのか「どういう状態になったら連絡すべきか」を伝えるべきであり、あくまで期間限定の表現だと考えています。これまでにもお話ししてきたように、発達障害（神経発達症）の症状や診断は著者も迷うことが少なくありません。しかし「何か困難を抱えているから」「何か不安を抱えているから」受診しているときに、条件設定なく「様子を見ましょう」という表現をされると、保護者はどうしていいかわからなくなったり、とくに問題は大きくないのだと感じたりしてしまうかもしれません。

32　第1部　発達障害とは

著者はこの「様子を見ましょう」という言葉を条件なしで使わないように心がけてはいますが、適切な介入や助言が何もできないときについ言ってしまいそうな気がして思いとどまることもあります。

診断のきっかけ

　さまざまな症状から発達障害（神経発達症）を疑うことがありますが、それらの症状が、難聴など視聴覚障害によって起きる場合や、神経筋疾患などによって起きている場合もあります。ですから、発達障害でしばしば見られる症状があるだけで、診断とはなりません。除外すべき疾患を考える必要があります。

　著者が乳幼児期の子どもたちを診たときに、いちばん大切にしているのは、ひとつひとつの症状ではありません。それよりも、行動観察をして、その子どもの年齢を考えたときに感じる、動作、コミュニケーション能力などに対する「違和感」です。たとえば診察室のなかを歩き回る子どもの目の前に手を出して、じゃまをしたとします。多くの場合は、手は体の一部と認識しているので、子どもは手を出した人の「顔」を見ます。しかし、ある子は手を払いのけようとするだけでした。また診察室に入ったときにはお辞儀のように頭を下げた３歳児は、その後、視線を合わせようともせず、持ってきたぬいぐるみを撫でているだけでした。中学校１年生の男子は、知的には問題ないのですが、好きな食べ物などへの質問には答えず、自分の興味のある「月」の話を始めました。著者の技術的な問題もあるかもしれないのですが、こうしたときに、何となく違和感を覚えることがあり、なぜ感じたのかをあとで考えることになります。

　これまでの半世紀に診てきた子どもたちのファイルと参照するような感じなので、言語化できるとは限りませんが、「今ははっきりとしなくても、何かありそう」という感覚のようなものかもしれません。そうし

第３章　発達障害の診断をめぐって　33

た感覚を言語化していく過程で対応を考えていきます。

　逆に保護者がいろいろな症状を訴えていても、違和感を覚えない場合や、最初はあまり感じなくても、経過とともに強くなっていく場合などもあります。もちろん違和感があろうがなかろうが、できそうな対応を考えることは同じです。

　学童期以降の場合には、生活面での課題が具体的になっていることが多いので、可能であればコミュニケーションを取り、それが難しければ行動観察をしてみて考えることが多いです。そのうえで、何ができそうかを本人やご家族の希望をうかがいながら考えていきます。第2章でも触れたように、複数の発達障害（神経発達症）の症状が見られることもよくあります。

　診断のきっかけとなりうる機会はいろいろあります。たとえば年上のきょうだいがいると、発達面での不安を保護者が感じて受診する場合があります。取りこし苦労かなと思うこともありますが、実際に当たっている（診断につながる）場合もあります。乳幼児健診は1歳6ヵ月児健診と3歳児健診が中心かと思います。そこで発達課題が見つかってすぐに対応ができる場合もありますが、発達検査などをしたとしても、経過観察のみで日々が過ぎることもあります。公的なフォローアップ体制がまだ十分ではない市町村も多いです。乳幼児健診については、また第10章で触れます。

　保育園は0歳児保育の場合、通い始めたときには明らかではなかったコミュニケーションや行動の課題が、とくに言語発達の遅れから指摘されることがあります。また、友だちができない、友だちと遊べない、他害行動がある、落ち着きがないなども、小集団で周囲との比較から指摘されがちです。幼稚園では、年少でコミュニケーション課題、年中組以降では加えて行動面での課題が指摘されることがあります。転びやすさや姿勢保持の苦手さを指摘されることもあります。それぞれの課題への

対応は第13章を参照してください。

　就学後は学習が始まりますので、発達性学習症（年長組で文字が読める子も多いのでその時期に疑われることもあります）が見つかることがよくありますし、算数障害の合併が見つかることもあります。

　こうした場合に、学校側はテストの点数が低い原因は知的能力が低いためだと即断し、発達性学習症が原因であっても、それが認識されないままに、適切な対応が受けられていない場合が現在でも見られます。

　友だち、教職員など人間関係の問題から発達課題を指摘されたり、第９章の社交不安症などの併存疾患をきっかけとしたりして、背景の発達障害が明らかになる場合もあります。生活面では、金銭や時間への自己コントロールができないことを指摘されることもあります。くわしくは第14章、第15章を参照してください。

障害ビジネス

　たとえばインターネットのYahoo!検索で「発達障害」をキーワードにすると約5000万件が、「治る」を加えると約500万件がヒットします。発達障害の症状により困っている場合に、それを何とかしたいと考えることは自然です。しかし、なぜ起きているかもよくわからない症状に対して、一気にそれを取り去ることは簡単ではないと考えています。

　第２部で発達障害（神経発達症）についての各論をお話ししますが、自閉スペクトラム症では言語発達の遅れがある場合に応用行動分析などの介入が、ADHDでは社会生活トレーニングや保険適用のある薬剤の投薬が、発達性学習症ではトレーニングや合理的配慮が、発達性協調運動症ではトレーニングが、それぞれ対応の中心となります。こうした対応はいずれもそれなりに時間がかかりますし、努力が必要になることも多いと思います。

　以前に著者も報告しましたが[38]、障害ビジネスとしてさまざまな

「科学的根拠に乏しい」治療法が出てきており、そうした情報に翻弄されたり、高額の費用を請求されたりする場合もあります。科学的根拠に乏しい治療法については生命の危険をともなうものすらあります。米国小児科学会の自閉症スペクトラム障害[39]では医学的な適応のない補完療法や代替療法として、①免疫グロブリンの静脈内投与、②抗ウイルス薬の投与、③キレート療法（重金属の除去、死亡例あり）、④腸管内の細菌に対する抗生物質またはプロバイオティクス（乳酸菌投与など）、⑤抗真菌薬の投与、⑥高圧酸素療法が挙げられています。このうち④については方法論も含めて最近までいろいろな報告が増えていますが、腸内細菌の調整のための便移植も含めて、まだ有効性は明らかではないとするタン（Tan）らの総説[40]があり、治療的介入による副反応は少ないものの、有効性についての結論は出ていないと考えられます。

　自閉スペクトラム症を中心とした発達障害を抱える子どもたちへの治療としては、このほかにグルテン－カゼイン除去をはじめとする栄養療法やビタミン療法（ビタミンCの大量投与やビタミンB群の投与やマグネシウムの併用などさまざま）などがあります。いずれも有効とする報告もありますが、ランダム化比較試験（信頼性が高い試験）などの報告は目にしていません。

　三角頭蓋や矢状縫合の離開などの手術が行われる場合もありますが、基本的には発達障害を抱えた子どもを対象としていても、整容が目的であると著者は理解しています。プレボスト（Prevost）らの総説[41]でも、発達障害を含む多くの病態で効果は確認できなかったとしています。最近では、うつ病の治療に用いられることのある経頭蓋磁気刺激療法について発達障害への応用も検討されており、ジャネッティ（Jannati）らの総説[42]もありますが、現時点では例数も少なく、その有効性は評価できないと考えています。

　第4章でも触れますが、たとえば自閉スペクトラム症に対する応用行

動分析（ABA：Applied Behavior Analysis）は効果についての報告も多いですし、手法的には著者も取り入れています。これを専門的なスタッフが行う場合には、児童発達支援デイサービスで定められている料金ではできないために、自費での費用が発生することもあります。どれがつかんでも構わない薬で、どれがつかんでも効果がない、溺れてしまう藁なのかを見定めることは簡単ではありません。

　根拠となる論文があっても、その論文のレベルがどうかという問題（ランダム化比較試験に比べて有効であったとする症例報告は信頼性が著しく低くなります）もあります。本書では総説（review）や異なる研究の系統的解析（meta-analysis）を中心に紹介しています。いまはAI（人工知能）での検索が可能ですし、英語を日本語に訳すことも簡単です（逆も簡単です）。もちろん医師をはじめとした専門職に聞いてみることもできるでしょうし、可能なら複数の専門家に聞いてみてください。インターネットで見つけたからといって、すぐに飛びつくと、「はずれ」の可能性も高いと思います。

医学的・生物学的検査

　第2章にも書きましたが、発達障害において診断を確定させるための医学的・生物学的検査はまだないと著者は考えていますが、多くの医療機関ではさまざまな検査をします。ここでは次項の知能検査・発達検査以外について触れます。

身体測定値

　身長、体重の伸びは母子健康手帳なども参照しますし、必要に応じて聴力検査（乳幼児の場合には眠らせて聴性脳幹反応を調べるか、遊戯聴力検査が多い）、視力・視機能検査（ランドルト環や絵指標を使う検査のほかスポットビジョンスクリーナーなど）を行うこともあります。自

閉スペクトラム症では偏食などによって身体発育値の伸びがよくない場合もありますが、診断的に使えるわけではありません。

血液・尿検査

　これらも発達障害の診断に直接結びつく検査ではないと思います。基本的には、背景に身体疾患が存在するかどうかのスクリーニングであると考えています。貧血の検査についてはとくにADHDとの関連を指摘する報告があり、鉄欠乏に対する治療の報告もあります。全体としては評価が定まっているわけではありませんが、機会があれば貧血の検査（毛細管採血でも可能です）はしておいてもよいかもしれません。2022年にマクウィリアムス（McWilliams）らが総説で、ADHDでは貧血があればその治療は症状改善にも有効としていますが、自閉スペクトラム症でははっきりしないとしています[43]。

　2022年にオースチン（Austin）らは毛髪の検査で診断できるという報告をしましたが[44]、商業的な部分も見受けられることから、その後の発展にはつながっていないと考えています。

神経放射線学的・画像検査

　CT（コンピュータ断層撮影）、MRI（核磁気共鳴画像）、fMRI（機能的MRI画像）、PET（陽電子放射断層画像）、放射線学的検査ではありませんが近赤外分光法（NIRS：near-infrared spectroscopy）などを用いた報告は1970年代以降数多くあります。発達障害の診断と直接結びつく所見は現時点では明らかではないと考えていますが、てんかんを併存する場合には治療に結びつく所見が得られる場合もあります。さらに知りたい方は、2023年のドーソン（Dawson）の総説（脳波、MRI、NIRSなどでの研究は進んでいるが個々の診断は今後の課題）[45]などをごらんください。2023年にキム（Kim）らは網膜画像のAI処理によっ

て自閉スペクトラム症の診断が可能であることに言及していますが[46]、現時点で手法の特殊性からまだ評価ができないと著者は考えています。

生理検査

脳波や心電図、事象関連電位などが当てはまると思いますが、発達障害と直接関連すると考えられる、あるいは病態を説明する報告は、検索の限り少ないと思います。脳波についてはてんかんの併存がある場合には診断や治療経過の判定にも使われることが多いと考えられます（てんかんは臨床症状に基づく診断ですので、脳波所見だけで診断されることは基本的にはありません）。

知能検査・発達検査

発達障害を抱えている子どもたちに対しては、当たり前のように医療や行政、教育の場面で知能検査、発達検査が行われており、その結果は区分の判断や障害者手帳の等級根拠などに使われています。わが国で知能検査の数値が絶対視されがちなのは、DSM-IV-TR[21]で知的障害が軽度（50〜55からおよそ70）、中等度（35〜40から50〜55）、重度（20〜25から35〜40）、最重度（20〜25以下）と、IQによって区分されているからでしょう。その基準が知的障害に対する療育手帳での障害4区分（軽度、中等度、重度、最重度：表記は都道府県により異なります）に、おおむねそのまま使われています。

わが国で行われる知能検査はWISC（Wechsler intelligence scale for children)-IV（第4版）[47]か、2022年から提供され始めたWISC-V（第5版）[47]、田中ビネー知能検査V（2024年にVIも出ました）[48]が多く、そのほかにもKABC-II検査（Kaufman assessment battery for children）[49]（読み書き検査が入っているので発達性学習症にはこちらがお勧めです）などがあります。

第3章 発達障害の診断をめぐって 39

知能検査の詳細については前著[50]や熊上崇氏らの書籍[51]などを参照してください。知能指数（Intelligence Quotient：IQ）は、平均値を100として1標準偏差が15となるように設計されています。正規分布すると考えられていますので、85～115の間に68.2％が70～130の間に95.4％が入るようになっています。一般的には70以下を知的障害（知的発達症）とし、130以上を高知能として扱うことが多いです。

　WISC検査のⅣでは言語理解、知覚推理、ワーキングメモリ、処理速度の4つの指標、Ⅴでは言語理解、視空間、流動性推理、ワーキングメモリ、処理速度の5つの指標から、それぞれの得点が計算され、全検査知能指数（FSIQ：Full scale intelligence quotient）が算出されます。各指標間の差が大きいときには（発達障害を抱えているとよくあります）、FSIQの信頼度は低くなるとされています[51]。

　ここで注意すべきことは、全検査IQ（FSIQ）の表示は、たとえば82とされていても、90％信頼区間が75～83、すなわちこの検査を100回したときに90％の確率で75～83の間に入るということを意味しており、けっしてピンポイントの数字ではありません。しかし、たとえば知的障害の療育手帳の発行にあたっては69であれば軽度知的障害で手帳が発行され、71であれば知的障害ではないとして発行されないということが、現実には起きます。

　田中ビネー知能検査Ⅴでは精神年齢／生活（暦）年齢で知能指数を算出しますので、90％信頼区間はありません。知能検査以外にも多くの発達検査があります。わが国で多く実施されているのは、遠城寺式乳幼児分析的発達検査（6領域の検討からDQを算出、生後0ヵ月から4歳8ヵ月）[52]と新版K式発達検査2020（3領域の検討からDQを算出、生後3ヵ月～成人対象、年齢により検査項目が変化）[53]だと思いますが、これらの検査では、知能指数ではなく生活年齢と比べた発達年齢を算出します。

現在多く実施されているWISC-Ⅳ検査や田中ビネー知能検査Ⅴについては、心理職や研修を受けた人が実施するように勧められてはいます。しかし、現実は必ずしもそうとは限らず、診療の場に持ち込まれた検査結果を見ると、検査の解釈を含めて、どうしてそうなるのかと子どものふだんの状態と比較して首をかしげることもあります。学校や就学相談などではその結果の数値が独り歩きすることもあります。WISC-Ⅴは基本的に研修を受けてから実施することになりましたので、普及していけばそうした問題点は少なくなると思われます。

　発達検査や知能検査はいわば物差しで数値化できる能力を測っているので、発達や知能のすべてを見ているわけではありません。あくまで数値化できる部分の評価です。注意しておかなければいけないことは、どちらの検査にしても、ある時点で、ある環境で、ある検査者が検査を行った結果です。初めての場所で、初めての検査者による検査の場合（就学相談や学校から検査を勧められて行うときによくあることですが）、子どもが不安であったり気が散っていたりすると、検査結果に影響が出ます。いつどこでだれが実施しても同じ結果が出る絶対的検査ではありません。

　知能検査・発達検査の結果は、その時点の見立てに相当します。何ができて何ができないかを考え、そこから見通しを立て、実行していくことが望ましいと考えられます。もちろん実際の生活評価や見通しには知能・発達検査だけではなく、Vineland－Ⅱ適応行動尺度[7]の併用なども勧めています。

　発達検査や知能検査以外にも、発達障害（神経発達症）を抱えている場合にはそれぞれの状況に応じたさまざまな検査がありますが、それについては第２部の各論で説明します。

発達障害の症状は消えるか

　発達障害は治るかという質問を受けることがあります。発達障害の症状自体が完全に消え去るとは考えていませんが、症状による社会生活上の困難さが介入やトレーニングによって見えにくくなり、日常生活にとくに支障を感じなくなることはあると考えています。

　著者が今のスタイルの外来診療になってから約20年が過ぎました（もちろん今でもそうですが、それまでは、より暗中模索の部分が多かったです）。

　たとえば3歳の時点で自閉スペクトラム症と診断しても、介入やトレーニングで社会生活上の困難さが減少し、その後はどうなるのか長期的にはわからない部分もありますが、いったん診断名が外れる場合もあります。就学や思春期や高校を卒業する時期に著者の外来を終了する子どもたちもいます。「卒業」と呼んでいますが、この先も大きな困難を抱えないで暮らしていけたらと願っています。

　とくに知的課題を抱えていた場合などでは、なかなか「卒業」には至らず、成人科に診療をお願いすることもあります。2023年に著者が入院治療をすることになってからは、再発して復帰できない可能性もあり、ほかの医療機関に継続診療をお願いしたりすることも増えています。こうした場合には、発達障害の診断を外すことは少ないかもしれませんが、個々の子どもたちについていえば、多くの場合で、できることを増やしていくことが可能です。

てんかんの合併

　てんかんはICD-10ではG40にコードされていましたが、ICD-11では発作のパターンなどを中心に、8A60〜8A6Zにコードされています。

　発達障害（神経発達症）とてんかんの合併についてはこれまでにも多

くの報告があり、合併率が高いことが知られています。ステファンスキ（Stefanski）らは2021年の総説[54]で、自閉スペクトラム症のおよそ17％、知的障害のおよそ28％にてんかんの合併があるとしており、2024年のカパル（Capal）らの総説[55]では、てんかんの合併は小児期に12％、思春期・青年期には26％に見られるとしています。リスクファクターとしては知的障害の併存、女性、遺伝性疾患の介在などを挙げています。

　ADHDについては2022年のオノ（Ono）らの総説[56]では、47万人の米国在住の小児・思春期の子どもたちがてんかんに罹患しており、そのうちの30〜40％がADHDを合併しているとしています。またADHD治療薬のうち、中枢神経刺激薬（わが国では商品名コンサータ、ビバンセ）の投与によるてんかんへの悪影響はないとしています。

　ライリー（Reilly）ら[57]は2015年に85名の小児てんかん患者の29％に発達性協調運動症の合併が見られたとしています。またチャン（Cheng）らは2022年に算数障害と発達性読み書き障害とてんかんの合併について報告しており[58]、算数障害単独でも読み書き障害単独でもてんかんの合併率は高くなりますが、その両者を合併するとより高くなること、男子に合併が多く見られることを報告しています（発達性学習症のカットオフラインにより数値が変動するので具体的数値は書きません）。

　このように発達障害にてんかんを合併することが多いという報告はありますが、治療面では発達障害を抱えていない場合と基本的に変わりません。以前はADHDに対する中枢神経刺激薬の使用がてんかん発作を増強するという報告もありましたが、今回のオノらの総説[56]では使用可能としています。

睡眠

　発達障害を抱えていると、種類を問わず、睡眠の問題を抱えやすいことはよく知られています。ベリ（Belli）らの総説[59]では、神経発達症では睡眠トラブルがその種類を問わずしばしば見られ、それが長期間続くこともあり、認知機能や行動面に影響するだけではなく、家族の生活に影響することにも触れています。

　睡眠障害には入眠（寝つき）の障害や中途覚醒（夜中に目が覚めてしまう）、早朝覚醒（朝早く目が覚めてしまう）、概日リズム障害（睡眠時間の短い時期と長い時期を繰り返す）などがありますが、臨床的には入眠障害が多い印象です。睡眠は生活リズムや運動量との関係もあり、食事の時刻がばらばらであったり、運動量が少なかったりする場合には、著者の経験からは入眠障害が起きやすいと感じています。その場合にはまずは運動を含めた生活リズムの確保を目指します。

　それでもなかなか改善しない場合には、ブルニ（Bruni）ら[60]の総説にもあるように、薬剤の投与を試みることもあります。総説ではメラトニン（melatonin）の投与を第１選択にしています。メラトニンは海外ではドラッグストアで簡単に購入できるところが多いですが、わが国では一般には販売されておらず、医療機関の処方箋により、発達障害での睡眠障害に対して散剤（メラトベル）の投与が、基本的には15歳まで認められています。そのほかにメラトニンを放出させる作用のあるラメルテオン（商品名ロゼレム）も処方されることがあります。ブルニらの総説[60]では、そのほかにガバペンチン（おもにてんかんに対して使われ、商品名はガバペン）やクロニジン（おもに高血圧に使われ、商品名カタプレス）なども使用の候補ではありますが、まだ検討が必要としています。鉄剤をはじめとしたサプリメントはときに有効としていますが、まだその根拠については明らかではないとしています。

44　第１部　発達障害とは

日常診療ではメラトベルを処方することがありますが、作用時間が短いために、中途覚醒や早朝覚醒に対する効果は期待できません。長時間作用する睡眠導入剤は、小児では保険適用や使用経験データの少なさから使えないことが多いです。

第2部

発達障害と
各論

第4章
自閉スペクトラム症

　自閉という表現、自閉症という言葉がいつから使われるようになったのかは長い間の疑問でしたが、2018年の本田秀夫氏[61]の紹介によれば、統合失調症の基本症状のひとつとしてスイスのブロイラー（Bleuler）によってautismusが造語され、それが英語でautismとなり、それを内村祐之氏が「自閉」と訳し、さらにはカナー（Kanner）の報告以後に「自閉症」と訳されたようです。

　自閉症はカナー（Kanner）が1943年に報告し[62]、知的障害をともなわないアスペルガー障害（DSM-IVまでは広汎性発達障害のひとつとして扱われましたが、DSM-5、ICD-11では自閉スペクトラム症に含まれました）はアスペルガー（Asperger）が1944年に報告しました[63]。なおアスペルガーの報告はナチス支配下でのオーストリアでの業績であり、当時のナチスへの協力が疑われているとする報告もあります[64]。

　自閉症についてはICD-10やDSM-IVでは「対人的相互反応の困難」「社会的コミュニケーションの苦手さ」「行動や活動などの限定された反復的な様式の存在」が3主徴となっていましたが、現在では後述のICD-11においても、DSM-5においても「社会的コミュニケーションと対人相互反応など」と「行動、活動、興味の限局された反復的な様式など」に変わってきました。ICD-11のCDDRについては以下に示します。

　知的障害をともなういわゆるカナー型の自閉症への対応ですが、1950年代からベッテルハイム（Bettelheim）により、自閉症は母親の愛情不足（冷蔵庫マザー）によるものとされ、抱っこ療法や甘え療法（育てなおし）などが勧められていました。これが自閉症という疾患に

ついての誤解や偏見を広げる大きな要因のひとつであったことは否めないと考えられます。多くの論文や著作がありますが、セクシャルハラスメント、虚偽の報告、データの捏造などによって取り下げられたものも多いようで、あえて引用はしません。

　その後、スキナー（Skinner）の行動分析理論などに基づいた裏付けのある介入がロバース（Lovaas）[65]らによって始まり、さまざまな手法が展開されるに至っています。現在では自閉スペクトラム症へのさまざまな早期介入が行われるようになり、介入によって発達の改善を見ることも増えてきています。

　なおわが国でのこれまでの自閉スペクトラム症の啓発には各都道府県などにも支部を持つ日本自閉症協会[66]が大きな役割を果たしてきました。自閉スペクトラム症の啓発のほか、子どもたちが加入できる保険の紹介などもしています。

ICD-11（CDDR）での自閉スペクトラム症の診断要件（著者訳）

（１）（２）（３）は読みやすくするため便宜上挿入しました。

（１）診断には、年齢と発達段階に応じた典型的な機能水準を逸脱する持続的な社会的コミュニケーションの開始および維持、ならびに相互的な社会的相互作用の著しい障害が必要である。これらの障害の具体的な症状は、暦年齢、言語能力、知的発達水準、障害の重症度によって異なる。症状としては、以下のようなものの欠如が挙げられる。
・他者の言語的・非言語的社会的コミュニケーションを理解する力、興味を示す力、またはそれに適切な反応をすること。（理解力、興味の欠如、または皮肉などの不適切な反応）
・視線、身振り、表情、ボディランゲージなどの通常の補足的な非言語的手段と話し言葉を統合すること。（これらの非言語的行動も頻度や強

度が低下している可能性がある）

・社会的文脈における言語の理解と使用、双方向の社会的会話を開始し
維持する能力。

・社会的状況に応じて適切に調整されていない行動につながる社会的認
知力。

・他者の感情、感情状態、態度を想像し、それに応答する能力。

・相互の関心を共有すること。

・典型的な仲間関係を築き、維持する能力。

（2）診断には必須の要素として、年齢や社会文化的な背景を考慮して
も明らかに非定型もしくは過剰であり、持続的で制限され、反復的で融
通性に乏しい行動パターン、興味、活動が見られる。これらには以下の
ようなものが含まれる。

・新しい経験や状況への適応力の欠如、それにともなう苦痛などが、慣
れ親しんだ環境のささいな変化や予期せぬ出来事に対する反応として現
れることがある。

・特定のルーティンへの固執——たとえば、地理的なこだわり（いつも
同じルートを歩くなど）、時間的なこだわり（食事の時間や交通手段な
ど）が見られることがある。

・ルール（ゲームなど）への過度のこだわり。

・明確な外部目的を持たない儀式化された行動パターン（物を並べた
り、特定の方法で物を選り分けたりすることにこだわるなど）の過度で
持続的な反復。

・全身運動（揺れなど）、非定型歩行（つま先歩きなど）、異常な手や指
の動きや姿勢（このような行動はとくに乳幼児期に多く見られる）など
の反復的で常同的な運動。

・1つ以上の特殊な興味、物の一部、特定の種類の刺激（メディアを含

む）への持続的なこだわり、または特定の物（一般的な安心毛布を除く）への異常なほどの執着。

・音、光、質感（とくに衣服や食べ物）、におい、味、暑さ、寒さ、痛みなどに対する生涯にわたる過度で持続的な過敏性や鈍麻、または感覚刺激への異常な興味（実際の刺激や予想される刺激を含む）。

（3）障害の出現は、発達期（通常は乳幼児期）に起こるが、特徴的な症状は、社会的要求が限られた能力を超えるようになるまで、完全に明らかにならない場合もある。

　これらの症状は、個人生活、家族生活、社会生活、教育、仕事など、あるいはそのほかの重要な機能領域において著しい障害をもたらす。自閉スペクトラム症を抱えている人のなかには、並外れた努力により多くの状況で十分に機能することができる人もおり、その場合、他者にはその障害が明らかでないこともある。このような場合でも、自閉スペクトラム症の診断は妥当である。

　言語使用の状況や知的障害の有無によって下位コードがある。

言語使用	障害なしか軽度	障害あり	不能かほぼ不能
知的障害なし	6A02.0	6A02.2	―
知的障害あり	6A02.1	6A02.3	6A02.5

疫学

　自閉スペクトラム症については増えているという報告も多いですが、その原因は明らかではありません。遺伝的因子では増加は説明できません。環境因子や社会経済要因なども関連しているかもしれませんが、それについての信頼できる報告はなく、自閉スペクトラム症の存在が広く

知られるようになったことが最も大きな原因だろうと著者は考えています。

　2023年の米国疾病予防管理センター（CDC）の報告では[67]、2020年の時点で、8歳では自閉スペクトラム症が36人に1人（2.7%）に見られ、男子が女子の4倍であることを報告しています。

　ジェノベーゼ（Genovese）らの総説[68]では、70〜90%に遺伝的素因が関連していると考えられていることや、最近では800を超える遺伝子異常が報告されており、約50%に染色体の欠失や重複、遺伝子のコピー数多型（CNV：copy number variations）などの異常が見られること、薬物治療は強度行動障害や併存精神疾患に対して行われることが多いことを報告しています。セン（Tseng）らの総説[69]では遺伝子以外に、DNAの巻き付くヒストン蛋白の脱アセチル化酵素がかかわっている可能性に触れています。

　遺伝についてはホルマイヤー（Hallmayer）が[70]、男子の一卵性双生児で58%、二卵性で21%、女子では一卵性で60%、二卵性で27%であったことを報告しており、遺伝的な問題だけではなく環境的な同一性も影響している可能性を指摘しています。またソンパニディ（Tsompanidis）ら[71]は男性のほうがより遺伝的要素が強いとしていますが、実際には診断されていない女性も多いので、遺伝的要素は女性のほうが高いという考え方もあることを報告しています。

著者はどんなときに自閉スペクトラム症を考えるか

　表に乳幼児期の代表的な症状を挙げましたが、視聴覚の障害を抱えているときでもこうした症状が出ることがあります。新生児聴覚スクリーニングを受けてパスしていても、疑わしいときには聴性脳幹反応などの検査を依頼したり、眼科受診を勧めたりする場合もあります。

　視線が合わない、人に関心がないという症状は乳児期から見られるこ

乳幼児期

・視線が合わない、合いにくい	・人に関心がない
・指差しをしない、共同注視ができない	・強い偏食がある
・特定の物への執着	・反復性行動がある
・感覚過敏がある	・動作や音の模倣をしない
・言語発達の遅れ	

ともあります。歩き出すようになってから子どもの前に手を出して妨害すると、手が人の一部分である認識があれば相手の顔を見ますが、それがなければ手だけを見てよけようとします。指差しは要求や選択にも使いますが、人や物を指差すことで相手と見ている意識を共有することです。こちらから指差しをして、それを子どもが見るようになることもあります。偏食は味だけではなく食感への拒否の場合もあります。

　特定の物、たとえば積み木に執着し、それを横目で見るような場合もあります。飛び跳ねるなどの行動が繰り返されたり、そのときに奇声をともなったりすることもあります。感覚過敏は聴覚過敏での耳ふさぎをしばしば目にします。1歳前から始まることの多い、動作や音声などの模倣も見られなかったり、後述の折れ線型自閉症で出現したりすることもあります。言語発達は理解と表出（発語）両方の遅れの場合と、理解の遅れよりも発語の遅れが顕著な場合があります。

　こうした症状が見られたからといって、それが自閉スペクトラム症であるという診断には直結しません。しかし、これらの症状は、著者にとって行動観察をしているときの違和感に関連していることも多いです。何かしたいと考えたとき、すぐに利用できる社会資源があるとは限りませんが、心配になったときにしてみても問題のない対応については『幼児期のライフスキルトレーニング』[72]にまとめてあります。療育や介入についてはあとで触れます。

第4章　自閉スペクトラム症　53

学童期以降

・言語発達の遅れ	・コミュニケーションの苦手さ
・対人関係での困難	・感情表現や感情理解の困難さ
・感覚過敏・鈍麻がある	・興味のあるものが限定される

米国小児科学会[73]では幼児期に見られる3つの重要な兆候として、①共同注視（注意）の遅れ、②動作の理解や模倣、指差し、③言語発達の遅れを挙げています。

学童期以降に言語発達の遅れがある場合、第6章、第9章の発達性学習症や発達性言語症も考えてみましょう（それらが合併している場合もあり、それらによって言語機能がうまく使えない場合もあります）。コミュニケーションの苦手さは会話を含めた対人関係でしばしば見られ、それがうまくいかない場合にはいじめなどにつながる場合もあります。感情表現や感情理解の困難さから集団行動が難しくなったり、友人関係などがうまくいかなくなったりすることもあります。感覚過敏・鈍麻は聴覚だけではなく、視覚、味覚、嗅覚、触覚でも見られます。この時期には触覚過敏（服の材質やタグなどへの過敏）も見られますし、過敏症状の緩和のための対策が必要になることもあります。興味のあるものの限定は学校での学習には支障をきたすことが多いですが、将来の職業的な面で生きることもあります。

これらの症状を見たときに、まずできる対応をしてみたい場合には『小中学生のライフスキルトレーニング』[74]を参照してください。放課後等デイサービスを含む介入についてはあとで触れます。

折れ線型自閉症

自閉スペクトラム症については、発達途上で発達の退行が見られるこ

とから診断につながる、いわゆる「折れ線型自閉症」（regression autism）のグループがあります。トンプソン（Thompson）ら[75]は、自閉スペクトラム症のうち20.5％が折れ線型自閉症であり、折れ線型のほうが自閉スペクトラム症の症状が重いことや、折れ線の始まる時期の知的能力には差がないことを報告しています。

　著者の臨床経験でも折れ線型は約20％で、発達退行が明らかになる（話していた言語が消える、合っていた視線が合わなくなるなど）時期は、１歳６ヵ月ころから２歳ころにかけてが多いです。症状が重いかどうかについてはそれぞれのケースでも異なりますし、これは折れ線型だけではなく言語発達の遅れが発見の契機になる自閉スペクトラム症全体にいえることかもしれませんが、どの時期（年齢）で対応や介入を開始するかによっても異なる印象です。介入開始が早いほうが、その後の発達状況が改善する割合は高いと考えていますが、合併する知的障害が重い場合には、言語理解や発語の促進が難しい場合もあります。

自閉スペクトラム症の検査

　自閉スペクトラム症の検査はとても多いですが、わが国で多く使われているのはPARS-TR[76]とADOS-2[77]だと思います。PARS-TR（Pervasive Developmental Disorders Autism Society Japan Rating Scale Text Revision）は発達障害支援のための評価研究会によってわが国で作成された検査で、57項目の質問からなり、未就学児から成人まで、年齢によって質問項目が変わります。誰でも検査をすることができますので、医療機関以外でも使われていることがありますが、症状の頻度チェックに主観が入りやすいので参考程度にとお話ししています。

　ADOS-2（Autism Diagnostic Observation Schedule Second Edition）検査については、実施者は、大学院で心理検査および測定法に関する科目を履修し修了したか、もしくはそれと同等な教育・訓練を

終えていることが必要とされており、研修会も開催されています。診断に用いることが多いですが、自閉スペクトラム症の経過を見るために使われていることもあります。医療機関や研究機関で使われることが多いです。

このほかにも自己記載式を含めて数多くの検査がありますが、著者はそうした検査をいろいろやってみるよりはVineland-Ⅱ適応行動尺度[7]などで、何ができて何ができないかをチェックすることをお勧めしていますし、それを知ることで適切な対応につながる可能性が高いと考えています。このあとの行動・コミュニケーションへの介入で触れるVB-MAPP[99]を使う場合もあります。

新奇恐怖

自閉スペクトラム症では、しばしば初めての食べ物、場所や人などが苦手なことがあり、新奇恐怖と呼ばれています。経験したことのないものや場所、人などに対して感じることがあり、とくに幼児期には強い拒否感を示すこともあります。その拒否感は動作が固まってしまったり、奇声をあげたり、泣き出したりするなどさまざまな現れ方をします。

新奇恐怖による食わず嫌いや、新しい場所でのパニックなどには、対応が必要な場合もあります。新奇恐怖を避けて食事をすると、食べられるものが限定されるために偏食が強くなっていくこともあります。食べられるものを増やそうとして無理に食べさせようとすると、食事そのものに拒否的になる場合もあります。強制せずに楽しく食べる、食べさせようとするよりも楽しそうに食べて見せる、みんながいっしょに食べているところを見せる、などの対応がうまくいくことにつながる場合もあります。食材や見た目、食感の工夫なども勧められています[78]。

新しい場所、たとえば小学校の入学式にいきなり出席しようとすると固まってしまい、動けなくなったり、泣き出したりすることもよくあり

ます。前日にセッティングされた会場で場所の下見をさせてもらう、座るいすを決めてマーキングしてもらい、実際にそこに座ってみるなども、混乱を防ぐためには役に立ちます。

　初めて会う人に対して緊張感が強くなることもあります。可能であればあらかじめ写真を見せておくとか、最近ではオンラインで一度話しておくことも効果があります。新奇恐怖は経験したことのないものに対する漠然とした不安が根底にあると考えられていますので、幼児期には強くても、その後の社会経験の蓄積によって少しずつ軽減することが多いように感じています。

感覚過敏

　感覚過敏は自閉スペクトラム症のこだわりの症状に含まれていますが、過敏な場合と鈍麻の（鈍い）場合があります。感覚過敏のために社会生活面での困難をきたすこともあります。最近、人一倍過敏ということで、HSP（Highly Sensitive Person）やHSC（Highly Sensitive Child）などの表現を見かけることがあります。HSPもHSCも医学的に定義をされておらず、また必ずしも自閉スペクトラム症にともなっているわけでもありませんので、著者はそうした表現は使いません。

聴覚

　聴覚の過敏は幼児期から耳ふさぎとして見られることがあります。エアータオル、掃除機、ドライヤーなどの機械音、乳幼児の泣き声、花火・雷・避難訓練のサイレンの音、運動会のピストル音など、突然の大きな音に反応して、耳ふさぎをしたり体が固まったり、泣き叫んだりすることもあります。集団から出てくるざわつき音が苦手な場合もあります。幼児期から成人期まで自閉スペクトラム症を抱えているとしばしば見られます。聴覚過敏の場合の耳ふさぎは、手のひらを両耳に当てて、

気持ちが落ち着かないので視線が前ではなく下を見ることが多いです。

　対応は、音刺激を軽減する方法として、耳ふさぎのほかに、イアーマフ（通販などで1000円台）、耳栓（百均にもあります）、ノイズキャンセリングイアフォン・ヘッドフォン（価格はさまざま）などがあります。射撃用のイアープロテクター（2万円程度）は隣でピストルを撃っても聞こえないですが、自閉スペクトラム症を抱えている場合、思春期以降に音のない世界に逃げ込みたいときに使っているようです。イアーマフなどは耳やそのまわりの触覚過敏があると使えないこともありますが、常時携帯していて気になったら装着している子どももいます。

　音の出る状況を回避することが可能であればよいのですが、子どもの泣き声などは突然耳に入ってきます。公共交通機関の利用時など予期できない音に遭遇する可能性がある場合には、イアーマフなどの使用を勧めています。

　聴覚の過敏はわずかな音の違いも聞き分けることがあるので、音楽関連の仕事や建設・工事関係の仕事（壁をハンマーなどでたたいて音で異常の有無を判断する）など、職業に生きる場合もあります。聴覚の鈍麻は聞き取りの悪さ、音楽で音程がうまく使えないなどが見られます。

視覚

　視覚過敏では、幼児期に光をまぶしがることがしばしば見られます。縞模様や格子模様などにこだわったり、特定のロゴなどにこだわったりするなど、過敏かこだわりかが、よくわからないこともあります。白い紙に書かれた字を読もうとすると、目がちらついて読みにくい、蛍光灯など光が安定していないと苛立つ、物の輪郭が強調されて見えがちなどの症状も見られます。

　色のついたノートを使う、サングラスを使うなどが主な対策ですが、疲れたらアイマスクをして目を休ませることも回復に役立ちます。わず

かな色や形の差に気づきやすいので、製品の検品作業（不良品を見分ける）、塗装（塗りむらが出にくい）などのほか、美術や造形などの分野で職業的に過敏を生かしている場合もあります。鈍麻の場合には読み間違いなどが出ることがあり、第6章の発達性学習症との区別が必要になります。

味覚

味覚過敏はわずかな味の違いに気づくことができるので、新奇恐怖と結びつくと、少しの味の違いでそれまで食べていたものが急に食べられなくなったりすることがあります。幼児期には、酸味の強いものや苦いものに拒否反応を示すこともあります（小児一般にあることですが）。味覚鈍麻は味の区別がつきにくくなりますが、自閉スペクトラム症を抱えていると、食べること自体に興味がない場合もあり、鈍麻との区別が難しいこともあります。味覚過敏は職業的には調理師、利き酒師（ソムリエ含む）などで活躍することもあります。

嗅覚

嗅覚過敏はあまり目立ちませんが、タバコや香水などのにおいに敏感で拒否反応を示すこともあります。著者はまったく感じないのに「タバコのにおいがする」と子どもが言って、前から歩いてくる人が10mくらいに近づいたときに著者はようやくにおいに気づいたことがあります。どうして30m以上遠くからわかったのか今でも不思議です。

肉や魚、野菜など、においで鮮度がわかる人もいるようですし、そうなれば職業的に役立つかもしれません。鈍麻はにおいを感じにくいということですが、通年性のアレルギー性鼻炎などを抱えていて、においがわからないこともあります。

触覚

触覚過敏は洋服のタグが肌に当たるのが耐えられない、衣服の素材によって着られない（とくに下着に多いです）、特定の食感のものが苦手（ぱさぱさしたものやねちゃねちゃした食べ物の苦手が多いです。例：煎餅、葉物野菜、シフォンケーキなど）などが代表です。

自分の体の部分では、耳のまわり、首のまわりに触覚過敏が見られることもよくあります。温度覚や痛覚、気圧覚も広い意味での触覚です。部屋の温度にとても敏感であったり、虫刺されをとてもかゆがったり（かゆみは痛覚の一部と考えられています）、気圧覚では台風が鹿児島県に来たら首都圏で体調を崩すような場合もあります。逆に台風が去って気圧が上がると体調を崩す人もいます。

触覚の鈍麻はけがをしやすい（とくに足）ので、夏でも長めの靴下を履くなどの対応を勧めています。

感覚過敏はその感覚に慣れて生活に支障がなくなれば（馴化ともいいます）、生活は楽になります。たとえば聴覚過敏でドライヤーの音が嫌いな場合、遠くから少しずつ近づけて馴らすような方法ですが、うまくいかない場合もあります。視覚過敏の白い紙へのように、サングラスなどで対応すれば支障がなくなることもありますが、無理せずに、苦手な感覚を可能であれば回避する、無理ならば物理的対応を中心に考えることになると思います。

強度行動障害

強度行動障害は医学的診断ではなく、生活面での困難が強い場合の評価として使われることが多いです。自閉スペクトラム症や知的障害（両方の合併も多い）でしばしば見られることがあります。前著『知的障害を抱えた子どもたち』[50]ではよりくわしく説明しています。

強度行動障害の判定基準[79]では自傷、他害、激しいこだわり、激しい器物破損、睡眠障害、過食・反芻など、排せつに関する強度の障害、著しい多動、大声を出すなど、鎮静困難なパニック、恐怖を感じさせる粗暴な行動の11項目について観察し、頻度によって1、3、5点で判定され、合計20点以上で強度行動障害と判定されます。強度行動障害と判定された場合には障害者総合支援法[5]に規定された施設使用に係る加算を受けることができます。

　行動関連項目[80]ではコミュニケーション、説明の理解、大声・奇声、異食、多動・行動停止、不安定な行動、自傷、他害、不適切行為、突発的行動、過食・反芻などと、てんかんについて0～2点で判定し、合計10点以上の場合に、同法による行動援護、重度訪問介護、重度障害者等包括支援の支給（利用）基準、加算基準になります。

　強度行動障害は幼児期から見られることもありますが、思春期以降に増加するとされており、上記の症状に加えて飛び降り等の自殺企図が見られる場合もあります。わが国では強度行動障害については障害が起きてからの対応が中心であり、強度行動障害支援ガイドライン[81]では支援体制づくり、西田武志らの『強度行動障害のある人を支えるヒントとアイデア』[82]でもサポートやチームでの対応について書かれています。

　著者もこれまでに強度行動障害と判定された子どもたち（一部成人も含む）を診てきました。どうすれば予防できるのかも考えながら思春期に至る経過を追ってきましたが、コミュニケーションスキルを身に付けることで、少しでもリスクを減らせるのではないかと考えています。

　強度行動障害ではしばしば強い注意引きが見られます。これは要求をしようとして、それが伝わらないときにも起きます。要求する、選ぶなどができないときには、言語ではなくてもカードでもサインでも伝えることができることを目指してトレーニングを積み重ねています。次項のPECSも有力な支援手段のひとつです。そのほかにイエス・ノーを表示

するとか援助が必要なときのヘルプサインを何らかの形で習得させることも考えてきました。

しかし、行動面だけの対応や支援でうまくいくとは限りませんし、アリピプラゾール（商品名エビリファイ）、リスペリドン（商品名リスパダール）などの非定型抗精神病薬、てんかんがあればそれに対応した薬剤などの投薬をせざるを得ないことも、多々あります。ジェノベーゼ（Genovese）らの総説[68]においても強度行動障害（challenging behavior）への薬物療法については有効性が高いとしています。

行動・コミュニケーション介入

わが国だけではなく、国際的にも[83]、自閉スペクトラム症に対してはこれまでの多くの研究結果から早期介入が勧められています。わが国では、著者に多くの知識と経験を伝えてくださった故佐々木正美先生がTEACCH（Treatment and Education of Autistic and related Communication handicapped Children）[84]を導入され、故太田昌孝氏の太田ステージ[85]と並んで広く取り入れられてきました。TEACCHは米国で始まった介入方法で、物理的構造化、スケジュールの可視化、ワークシステム、視覚構造化を柱とし、太田ステージは言語能力の評価から適切な介入方法を考えて実施する方法です。それぞれに優れた面があり、外来診療で応用できる部分もあります。

米国を中心として国際的に広がっており、自閉スペクトラム症に対する介入方法の中心になっているのは、スキナーの行動分析理論[86]の延長線上に展開されている応用行動分析（ABA：Applied Behavior Analysis）で、これはロバース（Lovaas）ら[65]による行動介入が始まりのひとつです。

リーフ（Leaf）ら[87]は、自閉スペクトラム症に対する最近50年間のさまざまな介入方法をまとめて、ABAに基づく介入が効果の面から見

62　第2部　発達障害と各論

ても妥当性が高いと報告しています。エッケ（Eckes）ら[88]は系統的解析で、ABAによる言語や社会適応に対する改善があること、幼児期早期（可能なら4歳まで）に開始し、週に20〜40時間の専門的介入をし、それぞれの子どもたちに合ったプログラムを作成して実施し、それを多方面から評価すること、可能であれば保護者にも参加してもらうことなどを挙げています。

　米国をはじめとしてABAが広がってきたことについては、資格としてのBCBA（Board Certified Behavior Analyst）が社会的にも認められてきたことが大きく影響しています。BCBAは、BACB（Behavior Analyst Certification Board：米国）の認定資格で、BCBA-D（博士号所有）、BCBA（修士号所有）、BCaBA（学士号所有）、RBT（Registered Behavior Technician：高卒以上）に分かれており、介入（療育）プログラムはBCBA以上が作成して実施、RBTはプログラムを作成できませんが、実施する資格になります[89]。

　わが国でもBCBA-D、BCBA資格を持っている方は少しずつ増えていますが、残念ながらわが国では育成するための機関（大学や研究施設など）がないので、米国で研修を受け試験に合格する方法しかありません。RBTはわが国でも資格の取得が可能です。米国では州によって差はありますが、BCBA以上が作成したプログラムに沿って実施した場合のみ、療育（介入）に対する保険適用が得られる場合もあります。わが国でもABAを普及させるべく著者も取り組んできましたが[90]、現実には2024年現在、米国、英国、カナダ、ニュージーランドを除いてBCBA資格はとれません（当該国で取得する必要があります）。

　わが国にも、BCBA-DやRBTがプログラム作りや療育（介入）を担当している施設・事業所はあります。後述の発達支援・放課後等デイサービスでは、人件費や対応の問題もあって、米国の基準に近いサービスを提供している事業所は著者の知る限り、全国で数ヵ所です。個々の子

どもたちのできることには差がありますから、小集団ではなく個別の対応が欠かせません。最近ではABA療育をうたっているところは増えてきていますが、内容には大きな差があり、質的に保証できるとは限りません。

　なおABAには手法的にロバース（Lovaas）の不連続試行法（Discrete Trial Training：DTT）を含めてさまざまな方法があり、言語行動（Verbal Behavior：VB）[91]、機軸行動訓練、機会利用型訓練（Pivotal Response Treatment：PRT）[92]、デンバー式早期療育方式（Early Start Denver Model：ESDM）[93] なども行われており、それぞれの介入（療育）機関によって、それらの方法を使い分けたり併用したりしています。

　絵カード交換法（Picture Exchange Communication System：以下PECS）[94] は拡大コミュニケーションのひとつで、コミュニケーションスキルを獲得する方法としてABAの理論を用いながら行うことができ、ステップⅠ～Ⅵに沿って少しずつコミュニケーション能力を獲得する方法です。京都の門眞一郎先生が普及に大きな力を注がれています。講習会も日本語で多く行われており、教育機関や児童発達支援デイサービスなども含めて取り入れているところが増えており、ステップⅣからはiPadのアプリ[95] を使うこともできます。著者もお勧めしていますし、絵カードもインターネット上で入手することができます。なお絵カードを使うことで自発語の獲得が遅れると考える人もいますが、PECSはサポートシステムなので、自発語の獲得を促進することはあっても遅らせることはないと著者は考えています。

　そのほかにもSCERTS（Social Communication, Emotional Regulation, Transactional Support）モデル[96]、DIR（Developmental, Individual-differences, and Relationship-based model）[97]、感覚統合療法[98] なども取り入れられています。

64　第2部　発達障害と各論

自閉スペクトラム症の状況や介入の効果を経時的に見るためには、とくにABAのなかのVBの手法を取り入れている場合には、VB-MAPP（Verbal Behavior Milestones Assessment and Placement Program）[99] が米国やわが国の介入（療育）機関でも使われています。

　このように自閉スペクトラム症の介入にはさまざまな方法がありますが、ABAが国際的には推奨されているとしても、わが国ではまだそれに沿った質の保証ができる介入をする施設が少ないことから、それぞれの施設で工夫しながら対応していることが多いと考えられます。著者も著書[72, 100] にまとめた方法を使っての対応を勧めていますし、多方面から発達を支えるライフスキルトレーニングも勧めています。第13章でも触れます。

　自閉スペクトラム症に特化した介入（療育）のための公的資格はありません。自閉症スペクトラム学会では自閉症スペクトラム支援士の認定をしていますし[101]、特別支援教育士資格認定協会では特別支援教育士の認定をしています[102]。系統的に知識を持つ人が増えることは歓迎ですが、座学が中心で実務についての研修は少ないようです。

　そのほかにも心理系の民間資格は数十種あり、代表的なものとして臨床心理士や臨床発達心理士の資格がありましたが、一定のレベルの保証として国家資格である公認心理師制度が誕生しました[103]。ただ公認心理師は名称独占資格（公認心理師の資格を持っていなければそう名乗れない）であり、業務独占資格（その資格を持っていないと特定業務をできない。たとえば医師免許証や歯科医師免許証はそれを持っていないと処方箋の発行や診断書の発行ができない）ではありません。ですから何の資格もなくても自閉スペクトラム症の専門家を自称したり、カウンセラーを自称したりすることは可能です。

　自閉スペクトラム症への対応可能とうたっている施設の数は多いですが、外から見ても、なかなかその質についてはわかりにくいという現状

第4章　自閉スペクトラム症　65

もあります。

医療的対応

　専門医療機関での対応は、大きく分けて行動への介入と経過観察になります。かかりつけ医療機関を含む対応については第12章をごらんください。

　行動介入は、①行動観察からの生活や家庭での介入方法のアドバイス等や通所している施設との連携など、②学童期以降で可能であれば、子どもとのインタビューでの方向性作りなどが主で、著者はこれらを診療の中心にしています。その内容については第13章、第14章を参照してください。

　③投薬については、先に挙げたジェノベーゼ（Genovese）らの総説[68]でも非定型抗精神病薬（自閉スペクトラム症の場合にはアリピプラゾール［商品名エビリファイ］、リスペリドン［商品名リスパダール］が易刺激性に対して適応）の有効性を示しています。著者も、自傷、他害、感覚過敏に対する過剰な反応など、生活に支障をきたす症状があるときに、少量から開始して処方しています。副作用として体重増加をきたすことが、とくにリスペリドンでは見られることがあります。

　そのほか、イライラなどに対する気分調整薬としてバルプロ酸ナトリウム（商品名デパケンなど）やカルバマゼピン（商品名テグレトールなど）などを、てんかんの治療に用いるよりは少ない量で処方することもあります。

　睡眠に対してはメラトニン（商品名メラトベル、保険適用は15歳まで）や抑肝散（学童以上では抑肝散加陳皮半夏のこともあります）などの漢方薬を処方することもあります。その他、便秘などの消化器症状に対しても適宜処方をしています。

　自閉スペクトラム症に対してオキシトシン（oxytocin）の点鼻療法

が有効ではないかという論文[104]もあり、試してみたいと話される保護者もおられます。ギャステラ（Guastella）らのランダム化比較試験[105]では使用群、非使用群で大きな差はありませんでしたが、3〜5歳の自閉スペクトラム症と診断された子どもたちの保護者は、社会適応能力が上がったと回答したと報告しています。ただし、結論はさらに研究が進んでから出すべきであるとしています。

　経過観察は継続的に診察することで、子どもたちのどこがどう変わったかを理解し、次の対応や見通しの変更などに役立てることができます。子どもたちは比較的短い期間に大きな変化を見せることもあれば、観察中にあまり変化が見られないと感じられる場合もあります。ただ診療の時間を保護者や当事者と共有するなかで、何か次につながる、あるいは将来設計として留意しておいたほうがよさそうなことについてのアドバイスは、可能な限りしてきたつもりです。

合理的配慮とABC分析

　主な合理的配慮について次ページの表にまとめました。

　自閉スペクトラム症自体の持つ多様性や、ほかの発達障害（神経発達症）との合併の場合も考えるとすれば、合理的配慮の範囲はとても広くなりますが、表のような配慮をまず考えたいと思います。なお合理的配慮の実例についてはカラフルバード（発達性学習症への対応が主ですが自閉スペクトラム症への対応例も掲載）[106]、国立特別支援教育総合研究所のインクルーシブ教育システム構築支援データベース[107]にもいろいろと具体例が掲載されています。

　①意志表出のためのサポートは、強度行動障害のところでも触れました。音声言語（聞く、話す）による要求、選択、諾否などや感情表現が難しい場合には、文字言語（読む、書く：第13章の文字ボードもありますし、スマホを含むICT［Information and Communication

自閉スペクトラム症への主な合理的配慮

①意志表出のためのサポート：文字言語、絵カード、サイン言語、文字ボードなどの使用
②環境配慮：静かで落ち着ける場所の設定、行動の動線や居場所の可視化
③見通しを立てる：スケジュールの明示（文字、絵カード、写真、ICT）
④感覚過敏について：道具の使用や起きにくい環境への配慮
⑤ABC分析に基づく行動のサポート：なぜその行動が起きるかという前提条件に基づく介入

Technology]機器の利用も）の使用や絵カード（PECSで使用するもののほか、ドロップレット・プロジェクト[108]でも多数収載）、サイン言語（マカトン法[109]など、いろいろあります）なども使えます。うまく意思の疎通ができない場合にも、「できない」とあきらめないでいろいろ試すことをお勧めしています。すぐにはうまくいかないように見えても、少し時間をかけて理解が進んでくると使えるようになることもあります。

　②環境配慮は新奇恐怖での人や物に対する混乱を防ぐこと、感情のコントロールが難しくなったときに別のスペース（静かで狭く少し薄暗いスペースを準備することが多いです：カームダウンスペース）を準備しておくこと、学校では教室や座席をなるべく落ち着きやすいように設定すること（個人のスペースの配慮、動線や注目すべきものに絞ったレイアウトなど）などをお願いしています。

　③見通しが立たないと混乱する、不安になる、急に予定が変更になると落ち着かなくなるということは、自閉スペクトラム症を抱えていると

しばしばあります。TEACCHで勧められているスケジュールの可視化（すぐ見えるところに貼る、置く）がお勧めで、文字でも写真でもイラストでも構いませんし、スケジュール事項の横に時計スタンプ（イラスト1）を押して時刻を書き込むこともお勧めです。ICT機器で予定の時間になったら知らせてもらうアプリ（たくさんあります）の使用や、すべてをタブレットなどICT機器に任せるなどいろいろあります。

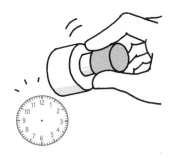

イラスト1　時計スタンプ

④感覚過敏については、道具の使用や起きにくい環境への配慮が役に立つのであれば、ぜひそれをしてみることを勧めています。道具の使用は聴覚過敏に対するイアーマフなどの使用に始まり、視覚過敏ではカラーノートやサングラスの使用、味覚過敏や嗅覚過敏ではふりかけなどを使って食感や味を変えたりすること、触覚過敏ではたとえば制服のタグやベルト、靴下のしめつけに対応するなどがあります。

　感覚過敏が起きにくいようにするには、少人数で静かな環境の提供、照明や掲示物の配慮などがありますが、どのような環境にすれば落ち着いて行動したりコミュニケーションを取ったりできるかは、子どもたちそれぞれによって違います。後述のABC分析も参考にして考えてみてください。

　⑤ABC分析に基づく行動のサポートは、自閉スペクトラム症に限らず、行動への介入やその結果として行動を変えようと試みる場合の基本です。

　　A（antecedent：前提条件・先行条件）
　　B（behavior：行動）
　　C（consequence：結果）

第4章　自閉スペクトラム症　69

について、ひとつひとつの行動ごとに考えてみます。基本的には、B（行動）をどのようにすれば変えられるかを考え、そのためにA（前提・先行条件）を工夫し、C（結果）を変えるということになります。前著[50]でも触れています。第5章ADHDでも触れます。ABC全体に対して、個々の工夫より環境調整（たとえば静かで落ち着いた環境にするなど）を優先する場合もあります。

　具体例として、要求が通らなくてかんしゃくをおこして叱られるという場合を考えてみましょう。かんしゃくをおこすという行動（B）をなくしたいのであれば、まず要求ができるようになる方法を①を参考にして考えます（要求ができないというAを変える）。そして要求ができるようになったときに、その要求が適切なものであればかなえられるという結果（C）が得られますので、Bのかんしゃくはおこさないで済む確率が高くなります。さらに、かんしゃくをおこさなかったことに対してほめられる、ごほうびをもらうことによって「かんしゃくをおこさなかった状態を強化する」ことになります。

　第5章でも触れますが、この例でいえばかんしゃくをおこさないで済むための前提・先行条件を変える配慮（コミュニケーショントレーニングを含む）が合理的配慮に当たります。①〜④の項目への介入には、困りごと、うまくいかないことに対してABC分析を行って、そこから方法を考えることが役に立つことが多いです。

第5章
ADHD

　ADHD（Attention Deficit Hyperactivity Disorder：注意欠如多動症、本書では使用頻度の高いADHDという表現にしています）のこれまでの経過について、門田行史氏の総説[110]では、1840年代の「もじゃもじゃペーター」の記述などを挙げていますが、わが国では、微細脳障害（Minimal Brain Dysfunction：MBD）の概念が鈴木昌樹氏によってまとめられた[111]ことから、こうした疾患概念が知られるようになってきたと著者は考えています。

　MBDは知能などがほぼ正常と考えられるのに、行動の異常として多動性、注意集中に乏しい、注意転導が激しい、情緒不安定で衝動的、あるいは執着などの傾向を示します。学習障害としては、読み書きにおける読字困難、算数障害、言語発達の障害などを示す多様な症候群と説明され、現在のADHDだけではなく発達性学習症や発達性協調運動症にまで広がりを持つ概念です。著者が医学生時代に受けた最後の講義は、鈴木昌樹助教授による微細脳障害についてでした。

　国際的には、1981年のWHOのICD-9で特定不能の多動性障害と記載されました。1992年のICD-10[18]では多動性障害として記載され、ICD-11[19]でADHDとなりました。

　米国精神学会のDSM-Ⅱ（1968）で小児期発症の多動性反応としてまとめられ、DSM-Ⅲ（1980）でADHDとしてまとめられ、その後表記の一部変更はありながらも、DSM-Ⅳ[21]、DSM-5[18]と引き継がれてきました。なおADHDと自閉スペクトラム症の併存はDSM-Ⅳまでは認められておらず、DSM-5でようやく容認されました。

　ファラワン（Faraone）らの総説[112]では、ADHDではさまざまな

遺伝的背景や環境的背景が関与している可能性が高いこと、そのほかの精神疾患や身体疾患の合併がしばしば見られること、現在では決め手になるような治療法はまだないが行動介入などは有用であること、薬物療法はADHDの中核症状に有効性があり、とくに環境への順応に効果があること、そして個々の子どもたちへの適切な介入のためには、さらなる研究の進歩が必要であるとしています。

ICD-11（CDDR）でのADHDの診断要件（著者訳）

　ADHDの診断要件は以下のとおりです。（１）～（５）は便宜的に付記しました。

　（１）診断には、以下の特徴が持続的に見られることが必要である（たとえば、少なくとも６ヵ月以上）。不注意の症状または多動性と衝動性の症状の組み合わせで、これらの症状は、年齢と発達段階に応じた典型的な発達パターンを逸脱しており、知的水準を考慮しても過剰に出現する。症状は、暦年齢や障害の重症度によって現れ方が異なる。

＊不注意（不注意症状）
　診断には、持続的で重度な不注意症状がいくつか見られ、学業、仕事、または社会生活に直接的な悪影響を及ぼすことが必須要素である。症状は、通常は以下の項目群から現れる。
・刺激が少なく、報酬が得られない、または持続的な精神的努力を必要とするような課題への集中力を維持することが難しい。
・細部に注意を払わない。学校や仕事の課題で不注意によるミスをする。物事を最後までやり遂げることができない。
・関係のない刺激や思考によって簡単に気をそらされてしまう。直接話しかけられても、聞いているように見えないことが多い。よくぼんやり

しているように見えたり、考え事をしていて話を聞いていなかったりするように見える。

・物を失くしがちである。日常生活で忘れ物をする。これから行う予定の日常的なタスクや活動を忘れることが多い。スケジュールを立てたり、管理したり、整理したりすることが難しい（学校での課題、仕事、その他の活動）。

付記：集中的に激しい刺激とそれにともなう報酬が得られる活動をしている場合、不注意は目立たないことがある。

＊多動性・衝動性（多動性・衝動性症状）

　診断には、持続的で重度な多動性・衝動性症状がいくつか見られ、学業、仕事、または社会生活に直接的な悪影響を及ぼすことが必須要素である。これらの症状は、ルールが決められていて、行動の自制が求められる状況でとくに顕著に現れる。症状は、通常は以下の項目群から現れる。

・過度な運動活動をともなう。静かに座るように求められているときに席を立つ。よく走り回ったり、そわそわしたりしてじっと座っていられない（幼少児の場合）。じっと座っていられず、落ち着きがなく、静かにしていたり座り続けていたりすることができない（青年期・成人期の場合）。

・静かに活動することができない。おしゃべりが過ぎる。

・学校で答えをべらべらしゃべったり、職場で不用意な発言をしたりする。会話やゲーム、活動で順番を守ることができない。ほかの人の会話やゲームに割り込んだり、じゃまをしたりする。

・よく考えずに行動しがちで、危険や結果を考えずに瞬間的な刺激に反応してしまう（身体的けがの可能性のある行動をする、衝動的な決断をする、無謀な運転をするなど）。

（2）注意欠陥多動性障害（ADHD）の診断基準として、主たる症状は、不注意症状または多動性・衝動性症状、ときにはその両方が、通常は12歳までに顕著に見られること。ときには青年期後期や成人期になって初めて診断される場合もあるが、そうした場合は、本人の能力の限界を超えるような要求がきっかけとなることが多い。

（3）不注意症状と多動性・衝動性症状の一方または両方は、家庭、学校、職場、友人や親戚との関係など、複数の状況や場面で明らかである。ただし、状況や要求のされ方によって症状の現れ方が異なる可能性がある。

（4）これらの症状は、ほかの精神障害（たとえば、不安障害や恐怖関連障害、せん妄などの神経認知障害）によって十分説明がつかないものである。

（5）症状は、中枢神経系に対する物質（たとえば、コカイン）や薬物（たとえば、気管支拡張薬、甲状腺機能低下症の治療薬）の作用、ならびにそれらの離脱症状によるものではなく、また神経系の疾患によるものでもない。

　ADHDの詳細区分は以下のとおりです。

6A05.0　不注意優勢型
　不注意の診断基準をすべて満たしており、不注意症状が優勢である。
6A05.1　多動・衝動優勢型
　多動・衝動の診断基準をすべて満たしており、多動・衝動症状が優勢

である。

6A05.2 混合型

　診断基準をすべて満たしており、不注意症状と多動性・衝動性症状の
どちらも現在の臨床像において臨床的に意義のある側面であり、どちら
かが明らかに優勢ではない。

診断について

　DSM-5に基づいた評価スケールとしてはデュポル（DuPaul）ら原著
のADHD-RS-5（ADHD Rating Scale 5）[113] があります。これは
DSM-5収載のADHD症状、不注意型9項目、多動・衝動型9項目につ
いて0～3点の4段階評価をして、カットオフ値によりADHDを疑う
（これのみで診断はできません）ものです。自己評価の場合と他者評価
の場合を含めて、カットオフ値にはさまざまな報告があります。またア
リルドスコフ（Arildskov）らのADHD-RS-5の信頼性の根拠が薄いと
いう報告もあります[114]。

　著者のこれまでの臨床経験に基づく印象では、たとえば不注意には9
症状が挙げられていますが、それぞれを同等に評価してよいのか、突出
して社会生活に困難をきたしている場合の扱いをどうするかなどの課題
があり、点数は参考程度だと感じています。

　黒川駿哉氏（Kurokawa）ら[115] はDSM-5でADHD、自閉スペクト
ラム症および両者の併存と診断された6～17歳の子どもたちを2群に分
け、面接とオンライン診療でADHD-RS-4を用いて両者の差がないこ
とからオンライン診療の可能性に言及していますが、症例数が少ないこ
と、未診断の子どもへの対応が可能かどうか、治療的対応にどう踏み込
むかなどは今後の課題であると考えられます。

　著者は診断に際しては、あくまで診断要件を考えながら、それまでの
経過や子どもの行動観察、インタビューに基づいて行っています。場合

によっては学校や放課後等デイサービスなどに行動状況の問い合わせをしたり、多機関連携での話し合いをしたりすることもあります。

このRSは公開（市販）されているので、学校、教育相談や放課後等デイサービスなどで評定をつけて診断や対応依頼を受けることが、古い版も含めれば過去に何度もありました。実際に子どもの行動観察をしたりインタビューをしたりした結果と比べると、過剰に点数が高いと感じることが多かったです。ADHDには後述の治療薬があるので、それにつなげようとする意図すら感じることがありました。しかし基本は、RSの点数が高いと投薬の必要があるわけでもなく、後述の行動介入が基本であると考えています。

なおADHDは原因を含めてさまざまな研究が行われていますが、現時点では診断に役立つバイオマーカーや画像所見は確立していないと考えています。ペレイラーサンチェス（Pereira-Sanchez）らの総説[116]でもADHDに特徴的な神経放射線学的所見（MRIや機能的MRIも含む）は明らかではないとしています。

疾患の頻度や遺伝的要因

さまざまな報告があり、年齢によっても異なるという報告もありますが、全体的に見て男子が3〜6倍多いことが知られています。ファラワン（Faraone）らの総説[112]、DSM-5では[18]、小児期の有病率が5％、成人期で2.5％、男子に多いことを報告していますし、ICD-11のCDDR[20]でも男子に多く、男子は多動・衝動型の症状が、女子は不注意型の症状が多いとしています。

遺伝についても多くの報告があり、ファラワンらの総説[112]では一卵性双生児のADHDの診断一致率が約80％あり、親子、きょうだい間の遺伝的要因の介在も述べています。考えられるとされる原因遺伝子については20以上が報告されていますが、いくつかの遺伝子が同時に関与し

ている可能性もあります。まだ明らかに関連の強い遺伝子が同定されてはいません。

ADHDの病態

　ソヌガーバーク（Sonuga-Barke）[118]による2つの経路による病態解釈（dual pathway model）が現在までADHDの説明として扱われています。黒質―線条体ドーパミン神経が背側線条体（尾状核）を介して実行機能をつかさどり、中脳―辺縁系ドーパミン神経が腹側線条体（側坐核）を通して報酬系機能を司るという説明です。

　実行機能は行動を計画したり、変化に対応したり、手順を記憶して実行することなどであり、報酬系は長期的に期待される報酬を待って獲得することになります。

　ADHDを抱えていると、遂行すべき課題がいやだと感じたら反応してやらない、それを回避するなどの行動がしばしば見られますし、短期的な報酬には反応しますが、長期的な報酬には待てないために選べないということがしばしば見られます。

　たとえば持ち物を失くす、宿題を嫌がるなどの不注意は実行機能の課題といわれていますし[119]、努力を続けて成績向上を目指すのが苦手なことや、気になったことに衝動的に動くなど、多動・衝動の多くは報酬系の課題であるといわれています。

　しかし実際のADHDを抱える子どもたちの症状や社会生活上の困難は、この2つに単純に切り分けられるわけではなく、複合していることが多いように感じています。

併存障害

　破壊的行動障害（DBD：Destructive Behavior Disorder）という考え方が2010年ごろから提唱され、ADHDから反抗挑発症、素行・非社

第5章　ADHD　77

会的行動症、反社会的人格への移行が、連続性をともなったマーチという考え方が出てきました[120]。

　反抗挑発症、素行・非社会的行動症についてはICD-10では、F91の行動や情緒の障害のなかに位置づけられていました（ADHDと同じ群でした）が、ICD-11では神経発達症から6Cの破壊的・反社会的行動に移りました（DSM-5では神経発達症には入っていません）。

　そのほかには第9章のトゥレット症および強迫症への移行もあります。また先述のように、そのほかの発達障害を合併することもよく見られます。著者は、ADHDを抱えていると叱られたり注意されたりすることが多くなり、自己肯定感（self-esteem）の低下をきっかけとして、さまざまな併存障害が出ていたケースも経験しました。著者にとってはADHDを抱えている子どもの自己肯定感を大切にすることが、治療的対応を行ううえでも、併存障害の顕在化を防ぐうえでも欠かせないと感じてきました。

行動介入とABC分析

　ABC分析は自閉スペクトラム症への対応として利用されることが多いですが、実際にはADHDへの対応でも、とても役立つことが多いです。第4章の繰り返しになりますが、ABCはA（antecedent：前提条件・先行条件）、B（behavior：行動）、C（consequence：結果）でしたね。

　たとえば授業中に立ち歩くという行動（B）は、学校や家庭では不適切な行動とみなされ注意されたり叱られたりする対象になりがちです。ADHDの症状のひとつに立ち歩きがあることは広く知られるようになっていますから、薬剤の処方は医師の専権事項であり、教員が判断するものではないことを説明していますが、学校から「この子の立ち歩きはいくら注意してもなおりません。医療機関を受診して投薬も考えてみても

らってください」というコメントは何度もいただいています。

　ABC分析で考えてみましょう。立ち歩くという行動はBです。そしてその行動への対応ができてC（結果）を変えることが目的になりますし、このためにはまずA（前提条件・先行条件）を把握する必要があります。

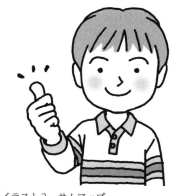

イラスト2　サムアップ

　立ち歩きについて、これまでの経験から少しお話をします。Xさんはある時間になると、窓から飛行機が飛び去るのが見たくなります。飛行機はだいたい同じ時間にやってきますが、日によっては遅れます。Xさんは飛行機の来る時間になるといつ来るかと立ち歩きが始まり、飛行機が通り過ぎると自席に戻っていました。この場合、飛行機が来るというAを変えることはできませんが、担任と話して窓際席にしてもらい、立たなくても飛行機が見える、そして飛行機が通り過ぎたら担任に親指を立てて（サムアップ）（イラスト2）、授業に集中することを伝え、担任もサムアップを返すようにしました。立ち歩きはなくなりましたが、飛行機を見ることもがまんさせようと考える人もいると思います。まず立ち歩きをやめて、次の段階でいつでも飛行機が見られるという安心感からいずれ解決していく可能性があります。

　Yさんの立ち歩きは、国語の時間と社会の時間に多いことがわかりました。算数はわかりやすく、理科は好きなので座っています。診察室でいろいろ話して、Yさんは文字を読むことはできるが文章として読むことが苦手、知的な課題はない第6章の発達性学習症のディスレクシアがあるために、音読や文章理解の必要な国語と社会の時間に「わからな

い、やりたくない」ことから立ち歩くことがわかりました。耳で聞いて理解することはできますから、家で母親に翌日の課題を読み聞かせしてもらい頭に入れておき、いっせいの音読は免除することにしてもらいました。その結果、立ち歩きはほぼなくなりました。

　Ｚさんは図工や音楽の時間は立ち歩きませんが、学科の授業中にはときどき立ち歩きます。診察室で話をして、理解力、すなわち知的能力の課題があることがわかりました。わからないから退屈して立ち歩いていたわけです。学科授業を少人数クラスにしてていねいに教えることで理解も進み、立ち歩きもなくなりました。

　Ｘさんも Ｙさんも Ｚさんも授業中の立ち歩きはありましたが、原因を見極めて対応しなければ、Ｂ（行動）を注意したり叱ったりすることでは解決しないのは当たり前です。ADHDだからではありません。このようにADHDを疑われる行動に対しては、それが必ずしもADHDの診断に結びつくとは限りませんので、ABC分析でなぜそれが起きているかを考えることが対応につながります。

　ADHDと診断した場合でも、著者は基本的にはABC分析に基づく行動介入（療法）を優先しています。ADHDの不注意型の諸症状、多動・衝動の諸症状は、社会生活を送るうえでまわりから「注意される、叱責される」可能性の高い症状であり、「不適切行動」と判断されることが多いです。

　当たり前ですが叱られたり注意され続けた子どもたちの自己肯定感（self-esteem）は低下しますし、その結果として投げやりになったり学習や課題に対する意欲をなくしたりすることが多くなります。適切な介入によってできることが増えるかどうかは、実はADHDを抱えていてもいなくても、子どもたちにとって大きな問題です。

行動介入の基本

　この項目では報酬（reward）という言葉が何度も出てきます。これはABC分析でのB（行動）が好ましい方向（本人が困らなくなる方向）に変わったときに、C（結果）として提示されるものです。B（行動）がせっかく変わっても、C（結果）が変わらなければ行動は安定しません。ですからBが変わればCもそれまでの注意する、叱るから報酬を与えることに変化します。これはADHDに限らず、自閉スペクトラム症などその他の発達障害でも基本的には同じです。

　報酬という言葉はお金や物をもらうというよりは、見返りという感じで使っています。報酬は子どもたちにとってはいわば大きいほどよいわけですが、行動をコントロールするためにはいろいろ考えます。ふだんの行動のなかでは「ほめる」「ハイタッチ」なども入りますし、１回の行動に対して報酬をもらうことだけではなく、努力をためて報酬（食べ物や外出なども含みます）をもらうトークンエコノミー（token economy：メダルやシールやコインなどトークンをためてごほうびをもらう。まとめてごほうびにするのでeconomy）などさまざまです。

　ごほうびに何がいいかと子どもに聞けば、ゲームのソフトとか、ゲーム内での課金とかいろいろ出てきます。著者は「物」よりは、食べ物や外出など実行すれば消えてなくなるものをお勧めしていますが、それぞれの事情によりさまざまな報酬の形があると考えています。前著でもほめ方を含めて触れています [72、74]。

　著者の考えているADHDを抱えた子どもたちの行動面のトラブルへの介入について表に示します。

　トラブルが起きた後に注意する、叱ることが多いですが、それで子どもが萎縮することはあっても、次には注意・叱責されないようにしよう

ADHDでしばしば見られる行動面のトラブルへの介入

①不適切と思われる行動に感情的に対応しない

②不適切行動が起きにくいように環境を設定する

③不適切と思われる行動をがまんすることができたら報酬

④不適切と思われる行動が望ましい行動に切り替えられたら報酬

とすることは少ないです。

①とくに感情的に怒ったり叱ったりすると、子どもは怖れからその行動をやめることがありますが、一時的なことが多く、その行動はまた出てきます。そうするともっと強く叱らなければ、厳しく指導しなければということになりますが、この方法ではうまくいかないことが多いので、最後は体罰などに至ることもあります。

動き回る、忘れ物をする、学習に集中しない、そうした行動に腹を立てて大人が対応してもうまくいきません。冷静に何がどううまくいかなくなっているかを（本人あるいはまわりが）説明することで、年齢が上がってくれば、その行動が結果として自分に不利益をもたらしかねないことを理解して、行動をみずから改善させることができるようになる場合もあります。また不適切行動を起こした場合（自己コントロールに失敗した場合）、感情的に対応しないことが基本です。

②不適切行動が起きにくいように環境を設定する。たとえば授業中の立ち歩きや指示を聞いていないなどの場合には座席をいちばん前にして近くで指示を出す（慣れたらほかの子の行動を見て動けるように少し後ろにする）、外が気になるようであれば席を窓際にしない、いろいろな紙が目に入ると気が散るので教室内（家庭内も同じ）の掲示物などを少なくする。スケジュールなどは目に入りやすい場所に配置するなどが、とりあえずの設定として考えられます。トラブルの多い友だちとの席を離す、いすをガタガタさせてまわりが困るようであれば、いすではなく

バランスボールに座らせるなどいろいろあります。

　１クラス35人が多すぎて落ち着かないこともありますので、必要に応じて少人数学習を取り入れるとか、落ち着けるカームダウンスペースに行って、落ち着いてから戻るなどもあります。環境設定で行動がうまくいくようになることはかなり多いです。

　③不適切と思われる行動をがまんできたら報酬をもらえる、というシステムが役立つこともあります。どのように報酬を設定するかで成功率も変わります。将来就労するときに、しょっちゅう仕事を中断して遊んでいたら給料がもらえないかもしれません。やりたくないことがあっても、給料をもらうために「多少は」がまんするということです。

　たとえば授業中の立ち歩きを１時間がまんできたらシールあるいはポイント１点、１週間の合計で10ポイント、15ポイント、20ポイントとポイントに応じてごほうび（学校ではなく家庭でもよいです。お出かけとか好きな料理とか料理作りとかもあります）をもらうやり方だと考えてください。大声を出すことをがまんできたり、宿題を忘れずに出したりしたときも同じです。このやり方の場合、がまんすればごほうびがもらえるとわかっていても、衝動的に動いたり、声を出したりしてしまうこともあります。そのときには基本的にはスルーです。

　④不適切と思われる行動が、望ましい行動に切り替えられたら報酬をもらえるというやり方です。最初は声かけが必要なことが多く、自分で考えて行動の切り替えができるようになるまでには時間がかかります。ただ、自発的に切り替える、それをほめられて強化するという経験は大切だと考えています。たとえば立ち歩きをしたくなったときにがまんして座っていて、担任にサムアップサインを出すという場合もそれに該当しますし、道路を渡るときにそれまでは飛び出すように渡っていたのに、左右の指差し確認をして安全を確認してから渡るなどもそれに入ります。

どのやり方を採用するときにも共通することですが、うまくいく場合だけではなく、最初は失敗も多いです。そのときに「……すれば……できたのに」という声かけは、次はうまくできるようにしようと考える意欲をそいでしまうと感じています。

医療的対応

医療的対応にはこれまでにお話しした行動介入（可能であれば子どもの意見に耳を傾けることが必要です）のほかに、ADHDへの薬物療法も行われますし、最近ではゲームを使った治療法の開発も試みられています。

ADHDに対する薬物療法としてはメチルフェニデート（商品名コンサータ）、アトモキセチン（商品名ストラテラ、アトモキセチン）、グアンファシン酸（商品名インチュニブ）、リスデキサンフェタミン（商品名ビバンセ）の４種類が医療保険適用になっています。コンサータ、ビバンセは登録医師による処方、登録調剤薬局による処方が必要です。また、患者さんには登録カードの発行、調剤にあたっての提示が義務付けられています。これは過去に薬物乱用による事件があったため、流通委員会の管理下で処方、調剤が行われることになりました。

コンサータとビバンセは中枢神経刺激薬の位置づけになっており、ADHDでは多動・衝動の症状が強いときによく処方されている印象がありますが、不注意の症状にも効果があります。副反応としては食欲減退と睡眠障害が代表的であり、朝食後に服用することが基本です。昼食が食べられない、夜眠れないなどの症状によって体重減少や成長障害を起こすために、ときには断薬や減量が必要であった経験もあります。薬物に対する依存性があり、断薬、減量は慎重に行います。また副反応のうち、循環器症状のなかでは心電図でのQT延長症候群もあり、そのほかのQT延長（突然死の可能性がある）をきたしうる薬剤（抗不整脈剤や

抗アレルギー剤ではエバスチン、抗菌薬ではマクロライド系、向精神薬ではハロペリドール、リスパダール）との併用には注意が必要とされています。

　ストラテラ、インチュニブについては胃腸症状などが出る場合もあります。また、インチュニブはもともと高血圧の治療薬であったこともあり、低血圧やふらつきが見られることもあります。薬物依存性は基本的にありませんが、インチュニブは断薬時に血圧上昇が見られることがあります。

　クロニジン（商品名カタプレス）、アリピプラゾール（商品名エビリファイ）、リスペリドン（商品名リスパダール）、気分調整薬としてのバルプロ酸ナトリウム（商品名デパケンなど）が使用されることもあります。これらはADHD治療薬としての医療保険適用はありません。ADHDへの薬物療法についてはグルーム（Groom）の総説[121]にまとめられています。

　嫌いな課題はすぐ飽きますが、ゲームなら何時間でもする子どもたちもいます。それならゲームで治療的対応ができるのではないかということから、2010年ごろからADHDを抱える子どもたちへのゲームを使った介入方法が行われています。最近のランダム化比較試験では、コリンズ（Kollins）ら[122]がAKL-T01というコンピュータゲームを使ってADHDを抱えた子どもたちに対しての検討を行い、集中力の向上やADHD-RSでの改善が見られたとしています。AIの発展もあり、いずれは個々の子どもたちの困りごとや特性に合わせたICT対応ができるようになることを夢見ています。

合理的配慮

　ABC分析からの行動介入の項で、ADHDを抱える子どもたちに対する合理的配慮についても触れています。そのほかには忘れ物対策として

持ち物のリスト化（スマホなどICT機器でのリスト化とチェックボックスによる確認など）や課題の細分化（30問の問題を見たらやる気をなくすが、5問ずつに分けて、できるたびに励ます、ほめるという方法もあります）なども配慮として挙げられます。こうした配慮の多くは後述のGIGAスクール構想（第11章）によって1人1台のICT機器が使えるようになってきたこと、ICTそのものや開発の進歩が著しいアプリなどの利用によって、合理的配慮の範囲も広がっています。自閉スペクトラム症同様に国立特別支援教育総合研究所[107]、カラフルバードのホームページ[106]にも具体例が掲載されています。

第 6 章
発達性学習症

　発達性学習症（Developmental learning disorder）は、いわゆる学習障害のグループです。このグループでは発達性読み書き障害（dyslexia）がまず取り上げられます。キルビー（Kirby）によるまとめ[123]では、1877年にクスモール（Kussmaul）によって「word blindness：語盲：視力はあるのに文字が読めない」として報告され、その後1896年のモルガン（Morgan）らによって「dyslexia：読みの困難」として報告されました。音声言語（聞く、話す）には問題がなく、文字言語（読む、書く）の困難さを抱えます。ちなみにword blindnessに対してword deafness（語聾：聴力には異常がないが単語が聞き取れない）という病態もあります。

　現在ではディスレクシア（dyslexia）という呼称が定着してきていますが、キルビーのまとめでは、診断を理論的に詰めることが簡単ではないこと、心配する保護者や教育関係者による過剰診断のリスクがあること、高知能と関連することがあるが、その理由がわからないことなどを問題点として挙げています。

　ディスレクシアは文字を音に変えることが難しい、デコーディング（decoding）の障害と、文字のまとまりを認識することが難しい、チャンキング（chunking）障害が基本です。デコーディングの障害は、ひらがなでいえば「は」と「ほ」の見分けがつきにくいといったことで、少し時間をかけて考えればわかりますが、それでは文章を読むことが難しいです。チャンキングの障害は、たとえば「か」「ら」「す」と一文字ずつ読めても「からす」と文字のまとまりで読めないので意味が理解できないといったことです。話し言葉で聞けば問題なく理解できます。

第6章　発達性学習症　87

ディスレクシアには、そのほかにも、文節が認識できない、二重母音が苦手（「おねえさん」が「おえねさん」になるなど）、助詞の読み間違い、文末を勝手に変える（勝手読み）なども見られ、文字を読むことを回避しようとしがちです。

算数障害は、ハーバーストロー（Haberstroh）ら[124]によれば、子どもの3～7％に見られ、算数の苦手さのために学校生活がうまくいかなくなるとされています。介入はそれぞれの抱える状況に応じて小学校低学年から行う必要があると考えられますが、まだ決定的な介入方法は見いだされていないとしています。

熊谷恵子氏の「算数障害の概念」[125]にも詳述されていますが、計算障害は1908年にレワンドフスキー（Lewandowsky）らによって報告されたことから始まって、歴史的経過や脳の損傷による近縁疾患との異同についても触れています。算数障害自体は第5章で紹介した過去のMBDの概念のなかにも含まれ、ディスレクシアなどと並んで、現在では限局性学習症（DSM-5）、発達性学習症（ICD-11）のなかに位置づけられています。

ICD-11（CDDR）での発達性学習症の診断要件（著者訳）

発達性学習症の診断には、読解、作文、計算などの学習能力に著しい困難が見られることが必須である。その結果として、年齢に応じた学力レベルを著しく下回る。問題のある領域において、適切な指導を受けているにもかかわらず、学習の困難が明らかになる。この困難は、スキルの単一要素（たとえば、基本的な計算を習得できない、または単語を正確かつ流暢に読解できない）に限定される場合もあれば、読解、作文、計算のすべてに影響を及ぼす場合もある。理想的には、適切に標準化された検査を用いて困難さを測定することが望ましい。

これらの困難の出現は、通常は小学校入学後まもなく見られるが、個

人によっては、学習に関連する能力要求に困難を感じるようになってから、つまり、成人期を含め後になって初めて発見される場合もある。

診断基準としては以下の要素に起因していないことが求められる。

　　・経済的または環境的不利。教育機会の不足。

学習の困難さは以下のいずれかにより説明がつくものではないことが求められる。

　　・知的発達症やほかの神経発達症。運動障害や視覚・聴覚などの感覚器障害。

学習の困難さは、個人の学業、職業またはそのほかの重要な生活機能において著しい障害をもたらす。たとえ、生活機能が維持されているとしても、それは多大な努力をしたことによる。

　発達性学習症の詳細区分は以下のとおりである。（著者訳、カッコ内は著者が追加）

6A03.0　読みの困難さ（発達性ディスレクシア）

　学習における困難さは、以下のような読み方の技能の障害となって現れる。単語の読み方の正確さ、読みの流暢さ、読んで内容を理解する力。

6A03.1　書きの困難さ（書字障害）

　学習における困難さは、以下のような書き方の技能の障害となって現れる。文字表現の正確さ、文法や句読点の正確さ、文章の構成や論理のまとまり。

6A03.2　算数の困難さ（算数障害）

　学習における困難さは、以下のような計算能力の障害となって現れる。数の概念、数の記憶、計算の正確さ、計算の流暢さ、計算の推理能力。

疫学

　読み書きの困難さは言語によっても異なると考えられますが、わが国ではまだ信頼できる報告がありません。英語圏では5〜15%とされ[19]、算数についてはハーバーストロー（Haberstroh）[124]が、これまでの研究をまとめて3〜7％程度と推測しています。ICD-11のCDDR[20]では男子のほうが1.5〜6倍多いとしています。

　発達性学習症の疫学調査が難しいだろうと感じる理由については読み、書き、算数それぞれにあります。

　まずディスレクシア（読み）ですが、先述のデコーディング（文字を音に変える）とチャンキング（文字をまとまりとして読む）の障害だけであれば、ひらがなの音読のテストをしてみればすぐにわかることが多いですが、日本語はひらがな、カタカナ、漢字と文字種が多いので、ひらがな以外が苦手という場合もあります。

　読めるといえば読めるけれども、意味を読み取ることが難しい子どもたちは意外に多く、外来診療でも小学校高学年以降に見つかることがあります。話す、聞くという音声言語には問題はありませんが、テストで点数が取れず、字が汚いこともあります。読みの困難さがあれば、書きの困難はさまざまな程度で合併するからです。また小学校低学年では文字が読めない理由を知的な遅れとみなされて、在籍級の変更を勧められたり、実行されたりしている場合もあります。このようにさまざまなタイプをひとくくりにして調査することは容易ではないと思います。

　ディスグラフィア（dysgraphia：書きの障害）はディスレクシアに合併していることが多いですが、著者の経験からも、書くことそのものが嫌いな子ども（絵は描いても文字を書くのはいや、文字は読めるし授業は理解しているので困らない）、書くことの遅さに耐えられない子ども（字を書くと遅いので嫌がるがタイピングやフリック入力であれば驚

異的なスピードで入力できます。最近では音声入力を使っている子もいます）たちもいて、これらの子どもたちは高知能であることが多いです。そういうわけで、書きの苦手さも簡単にはひとくくりにできません。

　算数の障害については、数を順番に数える順序数はわかっても、「２」という数字、「に」という音、「〇〇」という実体物の三者一致で概念を理解することの困難さがあれば、計算に支障をきたします。小学校入学後であれば比較的わかりやすいです。しかし四則演算はできても分数の概念がわからない、図形が立体になるとイメージできないなどの困難さが、小学校３年生ころから出てくることもあります。それは小学校低学年では見つかりません。

　このようにそれぞれが多彩な面を持つ発達性学習症ですが、共通していえるのは、「できないことを繰り返しやらせても、子どもには拒否反応が育つだけで、それぞれの能力が育つわけではない」ことです。これが、一般社会や教育の世界で十分に認識されてはいません。そのために適切な対応が受けられない子どもたちが少なからずいると考えられます。

ゴール選択

　知的障害を合併していないのなら、読めなければ読めるようにすればよい、書けなければ書けるようにすればよい、数えられなければ数えられるようにすればよい。一見正しいようですが、それができないから困っているわけで、成人に向けて何が必要か、ゴール選択を絞っておくことが大切です。繰り返しますが「練習すればできるようになる」ものではありません。

　読みの問題について考えてみましょう。視覚障害を抱えている方は、文字は読めませんが、会話はふつうにできてサポートを受けつつ生活し

ている方もおられます。そういう場合は、成人になったときに必要な「語彙と言い回し（表現）」を子ども時代に習得することが目標になります。ですからそれを実現するために、ICT機器の利用も含めて、読みのトレーニング以外のさまざまなサポートを考えます。

　読めればそのほうがいいのかもしれませんが、成人になったときに日常生活に支障がない程度の語彙や言い回しを身に付けていれば、必ずしも読みにこだわる必要はありません。光村図書の『語彙力を高める「言葉の宝箱」』[126]は、感情表現を含めて小学校の学年別に出てくる表現などが一覧にまとめてあります。意味も含めてそれらの言葉を「読む」のではなく「実際に話せるように理解して練習してみる」ことが、とても役に立つと考えています。

　書きの問題について考えてみましょう。現代の大人たちは驚くほど書くことが減っています。LINEをするときに鉛筆で下書きをする人はいないでしょうし、医療の世界でも電子カルテでは文字を書くことはありません。自分の意見や答えを相手にわかるように表出する能力を身に付ける、それには文字を書いて表出する以外の方法を含めて、もちろんICTの助けを借りることも問題ありません。

　算数の問題については、四則演算の原理さえわかっていれば後は電卓で済みます。大人になって日々使う算数はお金と時間です。デジタルとアナログの時計は理解できるようになることが多いですし、お金もお札の単位の理解はだいたいできるようになります。分数や展開図がわからなくても生活はできます。

　このように「ただ練習すればよい」だけの考え方から、もう少し広げていく必要があります。

ディスレクシア

　ディスレクシアの診断のためには、宇野彰氏らによるSTRAW-R 改

訂版　標準読み書きスクリーニング検査[127]、河野俊寛氏らによる小中学生の読み書きの理解URAWSSⅡ[128]など多くの検査があります。教育相談などでディスレクシアを疑ったときにはこうした検査によって平均値との違いを見ることもできます。

　まずデコーディング（文字を正しく音に変える）とチャンキング（単語を音節のまとまりとして読む）の障害が、もし練習してできるようになるのであれば、練習を勧めています。文字の大きさ（弱視用の拡大教科書もあります）、フォント（線の太さが一定ではない教科書体よりはUD書体のほうが読みやすい子が多いですが、ゴチックが読みやすい子もいます。電子教科書であればフォントは簡単に変えられます。本書はUDフォントを使用しています）などへの配慮も必要なことが多いです。

　もしそうした配慮をしても苦手であれば、先述のゴールを目指して別の手段を考えます。その練習のためには著者の書籍および遊び感覚でできるNintendo Switchを使ったゲーム「読むトレGO!」[129]もあります。これは子どもたちが読んで発音しているかどうかをAI（実験のときにはジュリウス、製品版ではワトソン）で判定し、３週間で効果が見られることを報告しました[130]。また触覚から文字をイメージする宮崎圭佑氏の触るグリフ[131]もあります。読むという苦手を、触覚を使って補う方法で、この方法で読みが少しずつできるようになる子どももいます。

　文字カードや文字ブロックなどを使うこともできます。読みの苦手な子どもへの文字認識、読みのトレーニングは、「遊び感覚」を大切にして、子どもの拒否感につながる「修業」にしないことです。ここが越えられない場合には、音声による入力と理解の促進を目指します。絵や写真、イラスト、ロゴなどの認識はできることが多いので、それらを利用することもあります。

　マンガは吹き出しのなかの文字数が少なく、絵も示されているので、

文章は苦手でもマンガなら何とかなる場合もあります。最近では各種の学習マンガもそろっているので、利用可能です。

　ディスレクシアでは基本的に視力の問題はありませんが、カトロナス（Catronas）らは瞬時に読み取る能力が低い（時間がかかる）ことを報告しており[132]、イブラヒミ（Ebrahimi）らはランダムに出てくるスポットを読み取る（視線の動きをチェックしながら）トレーニングで反応時間が速くなったことを報告しており[133]、視機能トレーニング（Magnocellular training：Magnocell：M細胞は視機能にかかわる神経細胞のひとつで、解像力は低いですが形態認識を担っていると考えられています）での改善の可能性もあります。またディスレクシア以外の発達障害でも、自閉スペクトラム症では視野にあるものの認識がうまくできないために、たとえばPECSで似たカードを間違える、予定表などを含めて目で見たものの理解が難しくて混乱する、ADHDでは視野に入る人物や物の認識がうまくいかなくて結果として不注意になるなどもあります。視機能についての研究はまだまだ未解明のことも多いですが、今後の重要な研究課題だと感じています。

　視機能トレーニングは基本的に順を追って滑らかに見る（文章を読む感じ）、視線を動かしながら素早く目的物を見つける（間違い探しもその例です）、立体視をする（キャッチボールの感じ）からなります。ランダム配列から素早く読み取る方法はExcelでRAND関数を使って表を作る、順序配列を数字の順番あるいは1つおきに読み取る方法であれば、オートフィル機能を使うなどでできます。セルを正方形にするのは、セルの書式設定でセルの列幅と高さを同じにすれば簡単です。もうひとつの視機能訓練は立体視の練習です。例として、家庭で室内に糸を張ってそれをはさんで風船バレーをすることで、最初は大きな風船で、慣れたら小さくすることで遊びながらトレーニングができます。

　なお、現在の学校教育では漢字を教えるときに読みと書きを同時に教

えます。読み書きの苦手さがない子どもの場合にはともかく、読みの苦手さのある子どもに「読み」が定着していないのに書かせると、形が崩れたり横棒が足りなかったり多かったりします。これはまだその漢字が定着していないことを示しますので、間違った漢字を書く場合には、正しく書かせようとするのではなく、まだ「書かせる段階ではない」と判断しています。

　書きは先送りして、読みと意味理解を進めます。子どもたちも書けるものなら書きたいと思っていることが多いので、自然に書こうとして練習するようになってから書きを取り入れます。小学校2年生の漢字で最も難しいのは「曜」です。

　読みと内容理解を進めるためにはイーボード（eboard [134]）の利用もお勧めです。教科内容に沿った10分程度の動画で、字幕もついていますので理解しやすいと思います。算数障害の項でくわしく説明します。

　デコーディング（文字を音に変える）とチャンキング（文字をまとまりとして読む）には大きな問題はないけれども、読むのがいや、文字を追って読めるけれども間違いが多い、内容が読み取れていない場合も多いです。その場合、もし読みを少しでも上達させたいと考えるのであれば以下のトレーニングを勧めています。

　①たとえば「今日の天気は晴れでしたが、天気予報では明日は雨になりそうだということです」という文章を例にとってみましょう。読みの困難さがあるときに、ひらがなが読めるようになったとしても、漢字にはふりがな（ルビ）をつけることを勧めています。漢字が読めるようになればふりがなは飛ばします。

　ふりがなをつけるアプリはiOSでもAndroidでも出ていますし、多くのデジタル教科書でも可能です。音声出力も可能なデジタル教科書が増えていますし、紙教科書でも、タッチペンなどで音声出力が可能になり

第6章　発達性学習症　95

ます。

　例文をいきなり読ませると、文字を追ったとしても助詞の「が」を飛ばしたり、文末の「そうだということです」を「そうだった」と勝手読みをしたりすることもよくあります。まずは例文を見せないで、読んで聞かせます。その後に「今日の天気は何だった？」「明日の天気はどうなりそう？」「明日の天気は何で知らせていた？」などの質問をします。これらの質問に答えられたら「内容が聞き取れて理解できている」ことになります。天気予報という言葉を知らなければここで説明します。

　その後で例文を指でたどって見せながら読んで聞かせます。「わかった？」と聞いてわかっていたら、次に子どもに指で文字を追いながら読ませます。助詞と文節の関係がわかりにくければ、助詞のあとに鉛筆で／を入れて文節をわかりやすくします。読ませてみて文末の勝手読みが出ても読み直しはさせないで「雨になりそうだということです」だったねと耳で聞かせて終わりにします。面倒なようですが読みが苦手な子に読めたという感覚を持たせることはそれなりに大変です。もちろんそれぞれの子どもによって読みの困難の程度は違いますので、より簡略化できることもあります。

　②そもそも読みの苦手さがある子どもたちが、興味のあることを書いてあるわけでもない国語の教科書を積極的に読むとは考えにくいので、多くは無理していやいや学習しています。もしその子がゲーム好きだったら、恐竜好きだったら、鉄道好きだったら、好きなものから練習することをお勧めしています。ゲームの攻略本は「戦略」「統率」「洞窟」など学校では習わない言葉が出てきますが、多くは漢字に「ふりがな」がついています。文字だけ読めても内容が読み取れなければ無駄な努力なので、声を出すことも含めて読み取ろうと一生懸命になり、読み取れて

ICTを利用したサイトなど

①日本障害者リハビリテーション協会：マルチメディアデイジー教科書

　　https://www.dinf.ne.jp/doc/daisy/book/daisytext.html

②東京大学先端科学技術研究センター：アクセスリーディング

　　https://accessreading.org/

③NPO法人EDGE：音声教材BEAM

　　https://www.npo-edge.jp/use-edge/beam/

④Audible　本を聴くAmazonのサービス
（オーディブル）

⑤UNLOCK　https://ehimeuniv-cie.jp/unlock/

　　藤芳ペン　http://apricot.cis.ibaraki.ac.jp/textbook/

⑥UD-Book教科書

　　https://home.hiroshima-u.ac.jp/ujima/onsei/index.html

⑦デジタル教科書

それがゲームに反映されると達成感につながります。恐竜好きでも鉄道好きでも同じです。場合によってはYouTube動画を併用することもお勧めですし、本のQRコードから動画画面に入ることができる場合もあります。

　次は耳からの音声入力を中心に対応する方法です。上表に示したように多くの方法があります。

　①は日本障害者リハビリテーション協会が提供しており、文字の大きさや色などのレイアウト、音声の再生速度も変更が可能な音声教材です。字の拡大や読んでいるところの反転表示もできます。総ルビ版の提供もあります。無料ですが、教職員、保護者からの申し込みが必要です。教科書以外の本の読み聞かせもあります。

②は東京大学先端科学技術研究センターが提供しており、文字の大きさ、フォントの変更などもできますし、読み上げ機能で音声出力もできます。慣れたらいちばん使いやすいかもしれません。無料ですが教職員や保護者からの申し込み、登録が必要です。なお同研究所は支援のためのDO-ITプログラム（大学進学移行支援）やROCKETプログラム（異才発掘）も実施していました。継続するプログラムも展開されることを期待しています。

③BEAMはNPO法人EDGE[135]が提供しており、内容理解に重点を置いているため、音声読み上げに特化しています（MP3ファイルでの提供）。なお同法人はディスレクシアの支援を目的としており、啓発のための研修会、指導者講習会なども開いています。利用には登録が必要です。

先に紹介したカラフルバード（ディスレクシア支援で設立）[106]もGIGA端末（第11章）の使用法や合理的配慮、支援グッズなど、さまざまな情報提供を行っています。

④AudibleはAmazonが提供している音声電子図書館のようなもので、有料ですが、子ども用も含めて10万冊以上が利用できます。宮沢賢治（『銀河鉄道の夜』など）、新美南吉（『ごんぎつね』など）も入っています。まとめてダウンロードしておいて、すきま時間に聞く方式がお勧めです。

⑤UNLOCKは愛媛大学発で、VOCA-PENという鉛筆型の器具を使って、CASIOの電子辞書や教科書を音声で再生したり、文字を拡大したりできる音声教材です。PENが有料です。同じ系統に茨城大学発の藤芳ペンもあります。このほかにもスキャナーを利用して文字を読み取り音声変換するアプリなども出ていますし、まだ実用段階とはいえませんが、メガネの隅につけたカメラレンズで文字を読み取って、音声でイアフォンから出力するシステムなども検討されているようです。

⑥UD-Bookは広島大学発で、音声読み上げ機能、ハイライト機能があり、無料ですが学校あるいは保護者からの申請・登録が必要です。

⑦デジタル教科書は、2019年の学校教育法の部分改正でそれまでの紙の教科書のみから、デジタル版も認められるようになりました。2024年現在、その導入については、市区町村の教育委員会による差が大きく、導入に積極的な地域と消極的な地域があります。著者の個人的意見としては、紙の教科書は学校に置いておいて、通常はデジタル教科書の入ったICT機器だけを持って登下校すれば荷物も軽くなるのにと考えています。

令和元年（2019年）に制定された読書バリアフリー法[136]は、もともとは視覚障害を抱えた方たちへの対応として制定された経緯がありますが、特定電子書籍等の製作を支援することなどが挙げられており、ディスレクシアの対応にも役立つと考えています。

著者は約半世紀の医師としての生活のなかで、ディスレクシアについてはさまざまな対応を考えてきましたが、なかなかこれといった方法がないままに時期が過ぎてきました。2013年8月には灼熱の鳥取砂丘のそばの研修所で、ディスレクシアの研究と臨床に従事されていた、当時鳥取大学教授の小枝達也氏、准教授の関あゆみ氏と協力して首都圏の子どもたちも何組か参加して、おそらくわが国で初のディスレクシアキャンプを行いました。わずか10年あまり前ですが、そのころはまだ現在のようなICT機器の利用ができず、読み聞かせでの理解やルーペバー[137]などの補助具を使うことが限界でした。この10年で取り巻く環境は大きく変わりました。それは適切な介入が子どもたちの学力も達成感も伸ばすことにつながることが明らかになってきたからでもあります。

日本語は同音異義語が多いので、その意味は前後の文脈から判断することになります。たとえば「こうじょう」であれば、「工場で働く」「学

力が向上する」の２つの例文で「こうじょう」の部分をあけておいて、そこに「工場」「向上」をはめ込むやり方が、カード方式でもICT上でも実行可能です。「春」「夏」などの同じカテゴリーの漢字を読ませるより、そこに挿入することができれば、読みだけではなく書きのトレーニングにもなります。

ICTを使ったディスレクシア支援はほかにもいろいろありますが、KIKUTAメソッド[138]もそのひとつです。ICTの導入から無理なく音声言語とICT支援による表出についてまとめられています。

ICT支援以外のディスレクシアへの合理的配慮もいろいろあります。大学入学共通テストについても毎年少しずつ変わりますが、配慮の範囲が広がってきています[139]。詳細は第11章の表を参照してください。まだICT機器の持ち込みとそれを用いた解答には至っていませんが、個々の大学（私立大学が中心）では機器使用を認める動きも出始めています。テストなどでの別室での読み上げと音声での解答ですが、読み上げはその場で読み上げなくても録音で十分です。実際に読み上げ型のテストの開発も進んでいます。

ICT使用開始以前から学校にお願いすることが多かった合理的配慮の例としては、板書の撮影（電子黒板ならプリントすれば済みます）、伝達事項を保護者にメールで送る（本来は全員にすることです）、ルーペバーや定規の使用（その行に集中することやどの行を読んでいるかわからなくなることを防ぐ）などもあります。ディスレクシアに対する合理的配慮は困りごとがどうにもならなくなってからするのではなく、困りごとを見つけたらなるべく早く開始すべきです。小学校で始まった合理的配慮は、中学校、高校入試、高校、専門学校や大学（入学試験を含みます）、職場に至るまで続いていきます。開始が遅いということはその分、不利益が大きくなるということです。ICTが今ほど使えるようになる前に、実際に著者が小学校２年生くらいの場合に学校にお願いしてい

100　第2部　発達障害と各論

お願いしていた手順

①読みテストは「縦書き」（読み障害が出やすい）で清音2文字から。「いぬ」「かさ」など。読み間違いが出るようなら、単文字のカードで練習。次に意味を理解して発音させてから読ませる。

②清音3～4文字での読み間違いは、文字をまとまりとして単語認識をすることが難しい障害なので、意味を理解してから音声で発音して、その単語を使った文章を作ってみる。それから読ませる。「すいか」「からす」など。

③濁音、半濁音、拗促音、撥音などは単文字で練習するのは消耗するので、単語の一部で練習する。「かばん」「ぎゅうにゅう」など。意味理解→発音（文章作り）→読む、という手順は同じ。

④漢字交じりの語句を読めない、読み間違える（似た字、別の読み）ときにも、意味理解→発音（文章作り）→読む、という手順は同じ。

⑤ひらがなで「は」「へ」が助詞に入っている場合には、文節が理解できているか、読み間違いがないかを確認する。小学校2年生以降では、文節を／で分けるなどの方法も考える（きょうは／こうえんで／あそんだ）。意味理解→発音（文章作り）→読む、という手順は同じ。

⑥漢字が入ってくると、文節は理解できていても、「日」を「月」、「春」を「夏」、「東」を「南」というように、同じカテゴリーの漢字に読み間違えることがある。また助詞の読み間違いがあれば、文章の意味が理解できない。文末の勝手読み（のぼります→のぼった）は、読みたくない意思のあらわれ。

意味理解→発音→読む、という手順は同じだが、文章の場合には、まず読んで聞かせて、意味が理解できるか、知らない単語がないかを確認する、あれば説明する→保護者や教師が読んで聞かせる→いっしょに読む→読ませる（一度だけ。間違っても読み直しはさせない。正しい読みを一度だけ聞かせる）という手順になる。ただし3行以内が原則。

た手順を前ページにまとめました。

わが国の外国語教育は文字から入ることが少なくありません。日本語を習得する過程は、簡単な日常会話ができるようになった後で文字が入ってきます。しかし英語ではローマ字学習が先行するために、アルファベット、すなわち文字から入ります。ディスレクシアを抱えていると、ここでつまずくので、苦手さはずっと続きます。

せめて音と文字をセットにできるフォニックス（phonics：いろいろな種類があります）から始めてくださいとお願いしています。理想を言えばローマ字学習をなくして、映像を含む文章・表現理解からスタートすることがお勧めです。実際に著者が診ている子どもたちのなかには、恐竜や鉄道の好きな子どもたち、ゲームたとえばマインクラフトが好きな子どもたちは、それに関連した内容の英語のYouTube動画は山ほどありますから、それを見て会話や説明の理解から英語を習得している子もいます。

書きの障害

書きの苦手さは、ディスレクシアがあれば、程度の差はあれ出てきます。ディスレクシアを抱えている子どもの書きの障害は、字の大きさがばらばら、書き順が自分流、「目」などの漢字の横棒が減ったり増えたりする、ひらがなの書き間違い（助詞に多い、「は」「ほ」のように似た字）、最初の数文字・数行は強い筆圧で書いていても、すぐに筆圧が弱くなり乱れる、などの特徴があります。

発達性協調運動症を抱えていても書きの苦手さは多いです。この場合には書く姿勢が崩れていること、背中が曲がり、机に手をついているようなことがよくあります。手首が内側に曲がりやすいので、しばしば字も乱れ、筆圧も弱くなります。

102　第2部　発達障害と各論

書くことが苦手の場合には、書くことの遅さに耐えられないので、ICT機器を使えば問題なく文字表出ができる子どもと、読みの問題は明らかではなくても書きが苦手という場合があります。

　以上のどのパターンであっても「繰り返し書かせれば書けるようになる、上手になる」ことはありません。書字については、現代の社会生活のなかでその機会は20年前と比べると、スマホやICT機器の普及により劇的に減っていると思います。外来診療の場でもメモは手書きではなくスマホなどに記録する方のほうが多くなっています。

　どの種類の書きの苦手さがあっても、最終的に音声あるいは文字で表出すればよいわけですから、キーボード入力やフリック入力を使っても構わないと思います。この数年、日本語の音声入力から文字変換の精度が飛躍的に上がってきました。著者は以前からさまざまな音声認識ソフトを試してきました。文章レベルで考えると、5年前には90%台前半の正答率（1行に1〜2個誤変換などがある感じ）でしたが、現在ではおそらく99%程度になっていると思います（1ページに数個の誤変換レベルのものもあります）。

　Chromebook（Google Docs）やWindows11（Word）、iPad（Siri）などは、音声から文字変換が可能になっていますし、MacOSでも可能です。アプリのUDトーク[140]も精度が高くなっています。こうしたICTの利用は苦手さに気づいた場合、なるべく早く始めることをお勧めしています。それが子どもたちの理解と表出を支えますし、合理的配慮は早くから始めたほうが子どもの自尊感情（self-esteem）を守ることにもつながります。

算数障害

　算数障害は小学校に入って算数の授業が始まってから見つかることが多いです。1、2、3と数を順序で唱えることができても、「2と3は

どっちが大きい？」には答えられない場合があり、その場合には数の概念が理解できていません。「大きい、小さい」「多い、少ない」「長い、短い」「重い、軽い」などの概念を言語的に取得し、それを具体化したものが数値になります。

「2」という数字、「に」という音、「〇〇」という具体物の三者一致も必要です。数概念の練習には武田洋子氏[141]、澳塩渚氏[142]の書籍が参考になると思います。後者は著者の監修です。

数の練習にはさまざまなアプリが出ていますので、それらを使って練習することもできます。紙に書かれた数式を1桁同士などでは覚えてしまって書く子もいますが、怪しいと思ったら口頭で聞いてみると、つまずきがわかります。数の概念が入っていなければ、繰り上がり、繰り下がりができません。補数の概念の習得や繰り上がり繰り下がりの練習には、10玉そろばん、100玉そろばん[143]も役に立ちます。

算数の苦手さへの対応は著者のYouTube動画[144]も参考にしてみてください。

図形や分数が苦手な子もいます。たとえば図形は小学校3年生の円と球から5年生の面積へと続きますが、初めのほうで何となくわかったつもりになっていても、学年が上がるとどうにもならなくなる場合があります。そのような場合には、イーボード（eboard[134]）で算数のページを開き、図形関連の授業を2年生から5年生まで学習することを勧めています。1編10分程度ですし、音声で説明する動画で、字幕もついています。授業と違ってわかるまで何度でも聞けることも特色です。立体については具体的なイメージの把握が苦手な子どもにはZOMEツール[145]を使って、自分でいろいろな立体を作ってみたほうが、ただ教えられるよりも理解しやすいと思います。

かけ算九九でつまずく子どもたちもいます。「4」と「7」は音が似ているので混乱が起きやすいです。呪文のように唱えていると「しいち

がし、しにがはち、……ししちじゅうろく」のようになることがあります。この場合には4かける4、4かける7と数字にすることと、「4」を「よん」、「7」を「なな」と読んで練習することを勧めています。

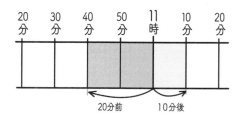

イラスト3　数直線

　大人になって日々使う算数は「お金」と「時間」です。将来は実際のお金を使わないプラスチックマネーや電子マネーの時代になるかもしれませんし、時間もスマホに向かって「11時15分になったら教えて」と言えば教えてくれると思います。生活はそれで何とかなるかもしれませんが、お金も時間も概念の習得は欠かせません。お金は硬貨から始めますが、任意の2枚でいくらになるかというトレーニング、それができたらコンビニなどで商品の値段と照合するトレーニングを勧めています。著者のYouTube動画[146]も参考にしてください。

　時計については、時刻と量としての時間の理解が必要です。時刻はデジタルにせよアナログにせよ読めるようになっておきたいですが、私は時計スタンプを使うことも勧めています。読むだけではなく時計に針を書き込むことで（短針は赤、長針は青を勧めています）時間の確認もできます。一日の予定の一覧にスタンプを押して、それぞれをいつするかを自分で書き込んで確認することもできます。10分前、5分後のような時間を量として把握するためには数直線を使って練習するとわかりやすいです（イラスト3）[142, 144]。

　算数障害における合理的配慮は電卓の使用や、スマホに「今何時？」「5時まであと何分？」と聞くことなどが考えられます。

第 7 章
発達性協調運動症

　発達性協調運動症は、ICD-11[20]ではDevelopmental motor coor-dination disorder（DMCD）ですが、DSM-5[18]ではDevelopmental coordination disorder（DCD）でmotorが入っていません。内容は同じものを指していると考えられます。なおICD-10[19]ではF82：運動機能の特異的発達障害（Specific Developmental Disorder of Motor Function）として扱われていました。DSM-IV-TR[21]ではDSM-5と同じ呼称になっています。

　著者の子ども時代を振り返ってみたときに、小学校の運動会、徒競走は順位がいつも後ろのほう、鉄棒の逆上がりはなかなかできず、跳び箱は手をつき損ねて捻挫、体育の評定はいつも低かったです。高校・大学と運動部に入っていたので、このころにようやく運動が「不得意」ではなくなりました。今考えてみると手先も器用ではなかったですし、姿勢の崩れもしばしば父に注意されていたことを考えれば、著者自身がまさに発達性協調運動症だったのかなと感じています。

　発達性協調運動症も微細脳障害の概念[111]に含まれていました。ロッス（Losse）ら[147]は不器用（clumsiness）という表現で、6歳で診断された子どもたち17人を16歳で再評価し、協調運動の問題や自己肯定感の低さを認めたとしていますが、その後の改善が期待できる可能性も示唆しています。DSM-5[18]でも1年以内の改善は少ないとしていますし、ICD-11[20]のCDDRでは運動能力を取り戻す子もいるものの50〜70%は思春期〜青年期に運動課題を抱えるとしています。さらに日常的によく見られる症状として、階段を上手に上れない、（自転車等の）ペダルをうまく踏めない、シャツのボタンが上手に留められない、

106　第2部　発達障害と各論

靴ひもをうまく結べない、ファスナーをうまく使えない、パズルを完成させられないなどを挙げています。著者の経験からはこれらに加えて、立っているとすぐに壁などに寄りかかる、立って靴を履けない、座っている姿勢が崩れやすい、すぐに寝転びたがるなども見られます。

　運動や姿勢保持が苦手なことが、子どもたちにとって、どれほど精神的につらいのか。発達性協調運動症が広く知られていないために、姿勢の悪さや不器用さがわが国ではしばしば精神論で集中力や気合の問題に置き換えられて指導され、それが子どもたちをより傷つけ、自己肯定感や自尊感情（self-esteem）を低下させる結果になっています。それらは学習意欲や学習能力の低下にもしばしば結びついていると考えています。

　著者は約20年前から何とか改善の方法はないものかと考え、後述の器具の開発やMixed reality（複合現実）を使ったゲームの開発なども行ってきました。それにより改善が見られる場合もあります。

頻度と検査

　DSM-5-TR[18]では、発達性協調運動症の男女比は、2：1～7：1で男子に多く、5～11歳の子どもにおける有病率は5～8％としています。ICD-11では5～6％という頻度は同じで、そのうちの10％は症状が強いとしています。

　あくまで協調運動の課題なので、個々の筋肉の動きや筋力の低下があるわけではありません。協調運動を司ると考えられる脳の問題についてはこれまでに機能的MRIを中心として多くの研究がされてきましたが、ビオットー（Biotteau）らの総説[148]では、まだ特定の部位の異常としては捉えられていないとしています。

　ICD-11の診断要件は後述しますが、国際的によく用いられるスクリーニング指標としてはDCDQ '07[149]があります。15の質問に対して

第7章　発達性協調運動症　107

5段階評価をして点数を算出し、年齢によって基準値は異なりますが、合計点数によって評価します。質問には「動きのコントロール」としてボールを投げる・捕る、ジャンプなどの粗大運動、「微細運動と書字」として書字、ハサミを使うなどの微細運動、「全体的な協調運動」として、信じられないほどの不器用さや疲れやすさといった、日常生活についての質問などから構成されています。とくに集団でのスクリーニングをする際には役立つと思います。

ICD-11（CDDR）での発達性協調運動症の診断要件（著者訳）

箇条書きは読みやすくするため追加しています。

6A04　発達性協調運動症
診断には以下が求められる。
粗大運動能力または微細運動能力の獲得の著しい遅れや、協調運動能力の実行の障害（不器用さ、動作の遅さ、不正確さなどとなって現れる）がある。
・年齢に応じた協調運動能力が著しく低下していること。
・協調運動能力の困難さは、発達期に現れ、通常は乳幼児期から明らかになる。
・協調運動能力の困難さは、日常生活動作、学業、職業、余暇活動など、あるいはそのほかの重要な生活機能において、著しく持続的な制限をもたらす。
・これらの困難は、神経系疾患、筋骨格系疾患や結合組織疾患、感覚障害、知的発達障害によっては十分な説明がつかない。

対応と、著者のこれまでの取り組み

初めに述べたように自分自身の経験もあり、自閉スペクトラム症や

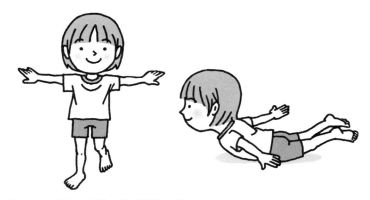

イラスト4　案山子のポーズと飛行機のポーズ

ADHDは、ディスレクシアでも合併が多いことはすでに紹介しましたが[24、26、27]、著者の外来診療の場でも発達性協調運動症を抱える子どもが多く、20年くらい前から、改善は乏しいといわれているけれど何とかならないものかと模索してきました。

　まずは日々のトレーニングから始めて運動習慣の獲得、補助器具の開発や使用と続き、現在のトレキング（後述）の開発に至っています。著者のYouTube動画もごらんください[150]。

①日々のトレーニング

　トレーニングとして10年あまり前から勧めていた方法は案山子のポーズ（左右1分ずつ）、飛行機のポーズ（うつぶせで両手両足頭を上げて1分目指す）を毎日やってみることでした（イラスト4）。案山子のポーズは、初めは片足立ちができない子も多く、その場合には手を壁についてもよいことにしていました。飛行機のポーズは、初めは足を上げると頭が上がらない、足を上げようとすると膝が曲がるなどもよくありました。

　トランポリンは家庭用の小型のものを使って30回ジャンプを目標にし

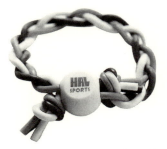

写真1　楽体リングウィッティ（ハルスポーツプロダクション）

ていました。最近では安価な品も出回っていますが、耐荷重80kg以上のものを使ってくださいと話しています（ジャンプすると床面の負荷は体重×3程度に増加することがあります）。

楽体（らくだ）リングウィッティ（写真1）[151]は子ども用に（大人向けはすでに製品化されていました）著者が監修しました。両手を前に出して両手で引っ張るようにリングを持つことで体幹が安定しやすくなります。トレーニングはごほうびを目標にして積み重ねようとしても、それ自体が楽しいものではないので、なかなか長続きしないことが難点でした。

②習い事を含む運動習慣

空手（型の空手）やダブルダッチ（縄が2本の縄跳び）、チアリーディングなどをうまく続けられるようであれば、立つ、座る姿勢がまっすぐになるなど効果が見られていました。ウォーキングやランニング（ジョギング）も子ども1人で持続することは難しかったですが、保護者にそうした習慣があると、いっしょにしていた子どもたちもいました。

③補助器具の使用

座る姿勢が崩れやすい子どもは、いすではなくバランスボール（安定しなければ最初は底に皿がついているもの）（イラスト5）に座って学

習や食事をすることで、3〜6ヵ月で姿勢が安定してくることもあります。学校でも使用を許可してもらったこともあります。

スタイルキッズ（写真2）⁽¹⁵²⁾は身長によって2種類ありますが、いすに載せて骨盤を支えることで姿勢を安定させようというものです。家庭のみならず学校で使用している子どももいます。ぐっポス（写真

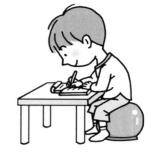

イラスト5　バランスボールで勉強

3）⁽¹⁵³⁾は座った状態で利き手の反対側の手で握ることで姿勢を安定させようとするものです。杉の間伐材で作られており、気に入って机の上で使う子どもの姿勢は改善していました。

④トレキングの開発

どうすれば楽しくトレーニングができるのか、模索がつづきました。3年あまり前にMRを使うトレーニングの可能性について話し合う機会がありました。MRはXRのひとつです。XR（Cross Reality）は、現実世界と仮想世界を融合し、新しい体験を創造する技術の総称で、現在はVR（Virtual Reality：仮想現実）、AR（Augmented Reality：拡張現実）、MR（Mixed Reality：複合現実）の3種類があります。VRはゴ

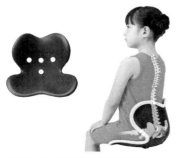

写真2　スタイルキッズ（MTG）

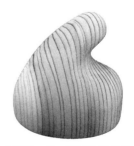

写真3　ぐっポス（隈本コマ）

第7章　発達性協調運動症　111

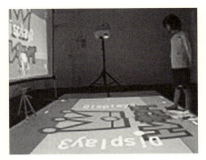

写真4　MRを使った仮想現実

ーグルをつけて360度カメラで撮影した世界への没入体験をするもの、ARはたとえば駅に近づいたらアプリを起動してスマホを駅に向けると、電車の時間を教えてくれるもの（まだそういうアプリはありませんが、技術的には難しくありません）。視覚障害者向けのアプリ開発をICTメーカーに提示したこともありますが、うまくいきませんでした。

そこでMRを使ったトレーニングシステムを考えました。プロジェクターから床面にプロジェクションマッピングで画面を展開し（ここは仮想現実）、子どもの体の動きをモーションセンサーで感知して画面が反応します（ここで複合現実になります）（写真4）。

現在は8種類のパターンがありますが、たとえばプロジェクションマッピングで床面に標的が出て、それを足で踏めばモーションセンサーが感知して、標的が消えて点数が表示されるというシステムです。完全にゲームの世界で3分間に何点取れるかを見るので、子どもたちも集中することが多く、予備実験として発達性協調運動症を抱える子どもたちを対象として3ヵ月の実験を行い、効果があったことを報告しました[154]。その後、ゲームの数を当初の3種類から8種類に増やして、おもに放課後等デイサービス向けにトレキングとして展開しています[155]。

一般的な運動療育との違いは、再現性がある（そのつどの思いつきトレーニングではなく、プログラミングされているので時期を変えても内容の差がない）、定量性がある（実際に動いて標的を消した場合にはそれが点数化され表示されるので、上達につれ点数が上がる）ことだと考えています。

合理的配慮

　運動面でできないのは体の機能的な問題なので、やる気や集中力の問題ではありません。ですから「たるんでいる」「気合が足りない」などの精神論は子どもを傷つけ、それこそやる気をなくすだけです。まだ診断や対応を含めて社会資源は少ないですが、地域のリハビリテーションセンターなどでも対応していただけるところが出てきましたし、訪問看護ステーションから理学療法士、作業療法士の派遣を受けて個別のトレーニングができるところも増えてきました。

　発達性協調運動症に対する合理的配慮は「できないことを責めない」に尽きると考えています。

第8章
知的障害（知的発達症）

　第2章でもお話ししたように、現在のわが国のシステムでは発達障害と知的障害は別の法律によって裏付けられており、神経発達症のそれらをひとくくりに包括したものではありません。しかし、とくに自閉スペクトラム症との合併がしばしば見られ（3分の1〜4分の1）、重度、最重度の場合には、どちらが主であるかが臨床的にも判断しにくいこともあります。

　そこで、わが国の発達障害には入っていませんが、この章で知的障害についてICD-11の診断要件も含めて紹介します。

　知的障害とは知的能力の課題を抱えるということですが、国際的には知能検査だけではなく生活の困難さを含めて評価することが主流になっています。どの診断基準を見ても、知能指数が判定の根拠にはなっていますが、知能指数が生活の困難さをそのまま反映するものではありません。ですからVineland-Ⅱ適応行動尺度[7]などを用いて生活や行動のどこが困っているかを知る必要があります。

　そして、知能指数など、いったん判断された数値は変わらないものとみなされていることもありますが、第3章でもお話ししたように、知的障害域と判定されても、成長や介入とともに社会生活上の困難が少なくなることもあります。

　わが国では、知的障害に対しては制度としては療育手帳が対応しており[4, 5]、都道府県などによって呼び方は異なりますが、軽度、中等度、重度、最重度の4段階の判定が、おもに知能検査や発達検査から得られた数値に基づいてなされ、手帳が交付されます。小児期には児童相談所での発行になりますが、知能検査のみで判定している場合もあり、生活

114　第2部　発達障害と各論

状況を調べて検討しているところもあります。

DSM-Ⅳ[21] では、軽度（50〜55からおよそ70）、中等度（35〜40から50〜55）、重度（20〜25から35〜40）、最重度（20〜25以下）と目安値が示されています。児童相談所などでの実際の判定では、軽度（おおむね50〜70）、中等度（おおむね35〜50）、重度（おおむね20〜35）、最重度（おおむね20以下）という基準で、療育手帳の級数を決めているところが多いです。

なお知的障害については前著『知的障害を抱えた子どもたち：理解・支援・将来』[50] にくわしくまとめてあります。

ICD-11（CDDR）での知的障害の診断要件（著者訳）

6A00　知的発達症

（１）〜（４）、＊は読みやすくするため便宜上挿入しました。表および表の参照指示は省略しています。

（１）診断基準としては、知能全般にわたって著しい制限が見られることが要求される。この知能全般には、知覚推理、ワーキングメモリ、処理速度、言語理解などが含まれる。ただし、個人によって影響を受ける度合いにはばらつきがあるのが一般的である。

（２）可能であれば、適切に標準化された知能検査を実施し、平均値から２標準偏差以上低いスコア（およそ下位2.3パーセンタイル相当）が出ることを診断の根拠とすべきである。適切な標準化された検査が利用できない場合は、臨床判断に頼ることになるが、その際にも適切な根拠と評価に基づく必要があり、場合によっては適応行動スキルの行動指標を用いることもある。

（３）診断には必須の要素として、日常生活中必要とされる概念的、社会的、実践的な技能（スキル）のセットである「適応行動」に著しい制限が見られることが求められる。

＊概念的スキルとは、知識の応用（読書、作文、計算、問題解決、意思決定）やコミュニケーションにかかわる能力である。

＊社会的スキルとは、対人関係や人間関係の維持、社会的責任、ルールや法律の遵守、被害回避などの能力である。

＊実践的スキルとは、セルフケア、健康と安全、職業スキル、レクリエーション、金銭管理、移動手段の利用、家電やデジタル機器の使用などにかかわる能力である。適応機能への期待は、年齢とともに変化する環境要求に応じて変動し得る。

（4）発症は発達期の間に起こる。知的発達障害を抱えた成人で、以前診断を受けていない人が診察に訪れた場合、過去の経過（遡及診断）から発達期での発症を確認することが可能である。

　知的発達症の詳細区分は以下のとおりです。

6A00.0　軽度
6A00.1　中等度
6A00.2　重度
6A00.3　最重度

頻度・疫学

　知能指数は正規分布する（左右対称の山形になる）と考えられていますので[51]、一般的に平均値100から2標準偏差（1標準偏差は15になるように設定されています）離れた場合に知的課題を抱えるとされ、その数値は先述のようにおおむね70以下です。人口比ではその部分は約2.2％になりますが1〜2％とする報告が多いです[17]。

　やや男子に多いとされ、軽度、中等度、重度、最重度の順に少なくなり、重度は知的障害全体の0.6％程度と考えられています[17]。そのほ

かの発達障害（神経発達症）との合併では、自閉スペクトラム症が最も多いとされています。最重度になると知的障害と自閉スペクトラム症との区別が難しい場合もあります。

知的障害の原因は、染色体の異常や遺伝子の異常にともなう先天性の場合、低出生体重や新生児仮死など周産期にある場合、事故や感染症など幼児期にある場合がありますが、原因がわからないことも多いです。

発見の手がかりと対応

第4章の自閉スペクトラム症の診断の手がかりと似ていますが、言語発達の遅れ（発語だけではなく理解も）が診断のきっかけとしては多いです。軽度の場合には、学習の遅れや語彙の乏しさ、計算能力の低さなどから、学齢期以降にようやく診断される場合もあります。

合理的配慮

状況に合わせたさまざまな合理的配慮があり、知的障害を抱えていても、できることを増やすことは、多くの場合に可能です。とくに学習課題でできないことが多いとみなされると、単純な作業課題で時間をつぶされてしまい、獲得できるかもしれない能力が身に付かないと感じられる場合もあります。

前著『知的障害を抱えた子どもたち：理解・支援・将来』[50]の最後にも書いたことですが、知能指数を上げることが目的ではなく、日常生活でできることを増やすことによって、生活も楽になり、サポートも受けやすくなると考えています。

第9章
そのほかの発達障害や併存疾患

発達性発話症あるいは発達性言語症

　この群は発達期（通常は幼児期）に年齢や知的レベルの水準と比べて、発話および言語の理解や使用（音声言語です）にかかわる困難を抱えます。発達性語音症（6A01.0）、発達性発話流暢症（6A01.1）、発達性言語症（6A01.2）およびそのほかの特定不能群となっています。

　発達性語音症では、発語はあるものの不明瞭でわかりにくく意思が伝わりにくくなり、この群のその他の症状を合併することもあるとされます。ICD-11のCDDR[20]では3歳で16%に見られますが、8歳では4%程度に減少すること、学校生活で意思疎通がうまくいかない場合が多いとしています。国立特別支援教育総合研究所のホームページが構音障害を含めてわかりやすく解説しています[156]。言語聴覚士によるトレーニングが有効な場合も多いですが、小児対応の言語聴覚士は少ないです。日本言語聴覚士協会のホームページ[157]もごらんください。

　発達性発話流暢症では、吃音など言語の流暢性の課題や構音の苦手さなどを抱えます。男子に多く、未就学児では一般的に見られる現象で、語音症の合併も多く、青年期以降には社交不安症の合併が見られることもあります。吃音は難発（……すいか：最初の音が出にくい）、連発（すすすいか：最初の音が連続して出る）、伸発（すーーいか：最初の音が伸びる）に分かれ、緊張すると強くなることが多く、それが社交不安症につながることもあります。リッカムプログラムなどの対応法もありますが、吃音を対象としている耳鼻咽喉科医師や言語聴覚士に相談することをお勧めしています。当事者でもある菊池良和医師は吃音について

のセミナーなど啓発活動を行っており、とくに配慮の仕方について、とても参考になった著作[158]もあります。

　歌を歌っているときには出にくいので、カラオケで歌って吃音が出ないことで自信をつける、日直などでみんなの前に立って、1人でしゃべろうとすると吃音が出やすいので、2人でいっしょにしゃべることを勧めています（吃音が出にくくなります）。吃音をからかわれたことから緘黙や不登校に至ったケースもあります。それぞれの状況（困りごと）に見合った具体的な配慮が必要です。

　発達性言語症も男子に多く、動作など非言語的コミュニケーションの理解に比べて言語の表出、受容の困難があります。この群はCDDRではさらに細分化されており（以下の診断要件には細分化の部分は載せていません）、6A01.21に表出性言語障害が記載されています。この表出性言語障害は、言語理解（受容）に比べて表出が遅れるため、ときに自閉スペクトラム症とみなされていることもあります。コミュニケーション手段を獲得すれば、生活上の課題はほぼなくなります。

　発達性発話・言語症（6A01）についてICD-11の診断要件を以下に示しました。

ICD-11（CDDR）での発達性発話症・発達性言語症の診断要件（著者訳）

　この群は発達期（とくに幼児期から）に認められる発語や言語の障害で、構音障害や吃音、クラッタリング（不明瞭になる早口言葉）、発達性言語症（音声に限らず言語機能の習得の遅れ）などを含んでいる。単独で見られる場合もあるが、発達性言語症内での併存、ADHDや知的障害（知的発達症）との合併が見られる場合もある。

第9章　そのほかの発達障害や併存疾患　119

6A01.0　発達性語音症

・発音、構音、音韻（言語の音素が文化的に規定された規則に従って組み合わさる仕組み）における持続的な不具合。

・発達段階に応じた典型的な発音の不具合が、本来期待される年齢を大きく超えて持続している場合。

・使用している言語において、その年齢・言語で一般的でない発音の不具合が見られる場合。（例：英語を話す子どもの場合、単語の先頭の子音の音消失）

・構音障害の開始は、発達初期から見られる。

・構音障害により、話し方の明瞭度が低下し、コミュニケーション能力に著しい制限が生じている。

・構音障害は以下に起因するものではない。脳、末梢神経、または神経筋系に影響を及ぼす神経系疾患（例：脳性麻痺、重症筋無力症）、感覚障害（例：感音性難聴）、構造的異常（例：口蓋裂）やその他の医学的状態。

6A01.1　発達性発話流暢症

・話の自然なリズムや速度が頻繁または継続的に乱れること。具体的には、音、音節、単語、フレーズの繰り返しや引き伸ばし、ブロッキング（詰まり、音を出せない無音状態、発音が開始できない状態）、単語の回避や置き換えなどが見られる。

・構音障害（吃音）は持続的に見られる。

・構音障害の開始は、発達期に起こり、話し方の流暢さは、年齢に応じた期待値を著しく下回る。

・構音障害により、社会的コミュニケーションや、個人、家族、社会、教育、仕事、そのほか重要な生活領域において著しい障害が生じている。

・構音障害は、知的発達障害、神経系疾患、感覚障害、構造的異常によって十分な説明がつかない。

6A01.2　発達性言語症

　診断には、以下の特徴が持続的に見られることが必要。

・言語（話し言葉や手話）の獲得、理解、生成、使用において持続的な障害が見られる。言語スキルの以下の要素は、それぞれ個人によって偏りがあり、得意な部分と苦手な部分が混在したり、一律にすべての要素の強弱がある場合もある。

・音韻意識：言葉を構成する音（音素）を個別に認識し、頭のなかで操作する能力。

・統語・形態・文法：言葉の活用や、単語をつなげて文章を作るルールを使う能力。

・意味：言葉や文章の意味を学習し、理解し、伝える能力。

・談話構成：話し手と聞き手のやりとり、物語を伝える能力。

・語用適応性：社会的状況に応じた言葉の使い方（含意の推測、ユーモア理解、あいまいな表現の意味把握）。

・言語能力は、年齢に応じた期待値を著しく下回っている。

・言語障害の開始は、発達期（通常は乳幼児期）に起こる。

・言語障害により、コミュニケーションに著しい制限があり、家庭、学校、職場での日常生活に機能的な影響を及ぼす。

・言語障害は、知的発達障害、自閉スペクトラム症、ほかの神経発達障害、感覚障害、神経系疾患（脳損傷や感染症の後遺症を含む。たとえば、外傷、脳卒中、てんかん、髄膜炎）によって十分な説明がつかないものである。

常同運動症

　まわりから見ていて目的や意図のわからない繰り返し行動で、さまざまな場面で見られます。知的障害や自閉スペクトラム症と合併していることが多いですが、孤発例もあります。緊張したときや退屈したときに、同じ動作を繰り返す。たとえば貧乏ゆすりなどは嗜癖（くせ）として扱われ、常同運動症には入りません。

　ICD-11のCDDR[20]の解説では、常同性運動症の開始は、発達初期に見られ、生後3歳までに現れることが多く、複合型の常同性運動が見られる子どもの最大80％は2歳までに症状が出現するとされています。単純な常同性運動（体を揺らすなど）は、一般的な発達過程でも見られ、時間とともに自然に消失することが多いとしています。しかし、複雑な常同性運動は、子どもたちの3〜4％で起こると推定されています。

　自傷をともなう場合には、環境調整に加えて（自傷の出るパターンが決まっていることも多い）、非定型向精神薬の投与などを行うこともあります。自傷もなく指で机をたたくタッピングのような場合には基本的には何もしません。

ICD-11（CDDR）での常同運動症の診断要件（著者訳）

　（1）診断には、以下のような特徴が持続的（数ヵ月間継続）に見られることが必要。

　自発的、反復的、常同的、一見すると目的がなく、しばしばリズム感のある動き（身体の揺れ、手のひらめき、頭をぶつける動作、目を突く動作、噛む動作など）。これらの動きは薬物や薬剤（禁断症状を含む）の直接的な生理作用によるものではない。

　（2）常同運動症は、日常生活を送る通常の能力を著しく妨害するか、

臨床上の独立した焦点となるほど深刻な自傷を引き起こす、または保護措置が取られなければ自傷につながるおそれのあるレベルの身体的損傷をもたらす。

＊発症は発達期（通常は乳幼児期）に起こる。

6A06.0　自傷なし

6A06.1　自傷あり

チックおよびトゥレット症

　ICD-10ではF95で情緒や行動の障害に入っていましたが、ICD-11では8A05と神経疾患の項に移動しました[20]。DSM-5では神経発達症のなかに入っています[18]。

　チックは男子に多く、4〜7歳ころに発症することが多く、単純型（一次性）チックと複雑型（トゥレット症）に分かれます。単純型チックの多くは運動性チックで、まばたき、首を振る、口角をすぼめるなどの動きが不規則に無意識に出現しますが、不随意運動のような規則性はありません。時期によって症状が変わることがありますが、同時に複数の症状が見られることは少ないです。多くは青年期に向けて軽減します。

　トゥレット症（Tourette）は運動性チックと音声チックの双方が見られ、運動性チックも同時に多彩な症状が出る（頸や体幹をひねるなどの大きな動作もしばしば見られます）ことと、音声チックでは奇声を出す、ダメなどの単語が出たりすることもあります。社会生活のなかでは運動性チックと音声チックの両方があると授業に集中できない、試験でうるさいと文句を言われるなど支障が出てきます。そのために薬物療法を行うこともありますし、ミュラーファール（Müller-Vahl）ら[159]が欧州での治療ガイドラインをまとめています。

　初めにカウンセリングを含めた心理療法を行うこと、薬物療法として

はアリピプラゾール（商品名エビリファイ）がしばしば使われること、治療が難航する場合には深部脳刺激（Deep Brain Stimulation：DBS）治療を行うこともありますが、ランダム化試験が行われていないので評価が難しいことなどに言及しています。

ICD-11（CDDR）でのチックとトゥレット症の診断要件（著者訳）

（1）診断には、以下の要素が求められる。運動性チックと音声チックの両方が出現すること。症状の経過中、同時にまたは継続的に現れる場合もあれば、どちらか一方のみの場合もある。

（2）運動性チックは突然起きる、速く、規則的でない、繰り返しの身体の動きを指す。音声チックは突然起きる、速く、規則的でない、繰り返しの音声や発声（言葉）を指す。

（3）運動性チックと音声チックがどちらも少なくとも1年間以上見られ、発達期に発症する。

（4）症状がほかの身体疾患（例：ハンチントン病）によるものではなく、中枢神経系に対する物質（例：アンフェタミン）や薬剤（例：ベンゾジアゼピン系薬）の作用やその離脱症状によるものでもない。

8A05.0　　一次性チック
8A05.00　トゥレット症

選択性緘黙症

ICD-11では神経発達症のくくりではなく、不安障害のひとつとして位置づけられました。会話能力はあるのに場面によって不安から話せなくなります。家庭や親しい友人とは会話ができても、学校や公共の場では不安があるために話すことができなくなります。就学前から症状が出始めることが多いのですが、就学後は日直や音読を含めてみんなの前で

話すことが多くなり、学校では声すら出さなくなることもあります。

　話すことを強制しても話せるようにはなりません。友だちができると少し世界が広がり、その友だちとは話せるようになるなど、自分のまわりに安心できる環境が増えることによって、少しずつ話すことのできる範囲や場所が増えていきます。

　話さないことによって意思表示ができない場合には、ICTを使って文字や記号などで意思表示をする配慮をお願いしています。成人になるまでには少しずつ会話ができるようになることが、経験の範囲では多かったです。吃音があるために選択性緘黙を合併したケースも経験しました。金原洋治氏らによる『子どもの場面緘黙サポートガイド』[160] も対応の参考になります。

ICD-11での選択性緘黙症の診断要件（著者訳）

　選択性緘黙症の診断には、以下の特徴が求められる。

（１）話す場面によって著しく言語能力が異なり、特定の社会的状況下（通常は家庭）では適切な言語能力を示す一方で、別の状況下（通常は学校）では一貫して話さない。

（２）この症状は、少なくとも１ヵ月以上続き、入学当初の１ヵ月間だけ見られるものではない。

　話さない理由は、求められる場面の言語知識や話に対する慣れ親しみの欠如ではない。

　この症状は、ほかの精神障害（たとえば、自閉スペクトラム症や発達性言語症などの神経発達症）によって十分説明がつかない。話す場面の選択性が、学習や社会的コミュニケーションを妨げるほど重度であったり、生活上のほかの重要な領域に著しい障害をもたらしたりするものである。

6B06	選択性緘黙症

反抗挑発症、素行・非社会的行動症

ICD-10[19]ではF94.8の行動および情緒の障害（神経発達症のくくりに入る位置づけ）に、DSM-5-TR[18]では秩序破壊的・衝動制御・素行症群に、それぞれ入っていますが、ICD-11では素行・非社会的行動症とともに、6Cの破壊的・反社会的行動の部に移りました。

反抗挑発症は男児に多く、ADHDとの合併もみられます。素行・非社会的行動症に移行しやすいですが、うつ病や不安障害を合併することもあります。おもに知っている人に対する反抗や挑発を繰り返しますが、それまでの経過として叱責や注意を受けることが多く、自尊感情（self-esteem）が低下していることもよくあります。養育環境の影響も受けやすいです。

治療としては、カウンセリングをはじめとした心理療法や、ADHDの合併があればADHDに対する投薬を含めて行うことになりますが、環境要因や習得できていない教育レベルなどさまざまな要素が絡み合うので、対応は簡単ではありません。

素行・非社会的行動症は男子に多く、知っている人ばかりではなく、知らない人に対しても犯罪を含む行為をしばしばグループで行います。精神的に不安定で、自尊感情（self-esteem）が低下していることが多く、ADHDをはじめとした神経発達症や不安障害などの合併や違法薬物使用などが見られることもあります。窃盗や恐喝、性犯罪などが見られることもあり、その場合には司法対応が必要になります。

20年あまり前に保健部門担当で思春期相談も受ける公務員をしていた時代には、こうした子どもたちの相談や対応依頼を受けることもしばしばあり、学校、警察、児童相談所（一時保護を含む）、民生委員や児童委員、保護司などほかの職種と相談をする機会も多かったです。今と違

ってオンラインのシステムもなく、相談の日程調整に苦労していた記憶
があります。

ICD-11（CDDR）での反抗挑発症の診断要件（著者訳）

　年齢、発達段階、性別、社会文化的な背景を考慮した際に、著しく反抗的で、服従を拒否する行動パターンが見られること。具体的には、以下のような行動が含まれる場合がある。

（1）他者とうまくやっていくことが持続的に困難である。（例：権威者と議論する、要求や指示、ルールに積極的に反抗したり従わなかったりする、意図的に他人を怒らせる、失敗や問題行動の責任を友だちや同僚になすりつける）

（2）挑発的、意地悪な、または敵意のある行動。（例：他人を怒らせる、ソーシャルメディアを使用して他人を攻撃したり嘲笑したりする）

（3）極度の易怒性や怒り。（例：すぐにかみついたり、怒りっぽくなったりする、かんしゃくをおこす、怒りっぽくて恨みを抱く）

（4）上記の反抗的行動パターンが、ある程度の期間（たとえば、6ヵ月以上）持続していること。

（5）反抗的な行動が、特定の権威者との関係上の問題によって十分説明がつかないものであること。たとえば、反抗的な態度をとられている相手が、敵対的に行動したり、理不尽な要求を課したりする親、教師、監督者などがあてはまる。

（6）反抗的行動パターンが、個人、家族、社会、教育、そのほか重要な生活領域において著しい障害をもたらしていること。

（7）持続的なイライラや怒りをもつかどうかで下位分類あり。

6C90.0　反抗挑発症（下位分類あり）
6C90.1　反抗挑発症（下位分類なし）

第9章　そのほかの発達障害や併存疾患　127

ICD-11（CDDR）での素行・非社会的行動症の診断要件（著者訳）

（１）基本的特徴

　反復的かつ持続的な行動パターンが見られ、他者の基本的な権利や、年齢に応じた社会規範、ルール、法律を著しく侵犯している。通常は、以下のような複数の行動が複合的に見られる。

（２）行動の具体例

　人や動物に対する攻撃行為（いじめ、脅迫、威嚇、けんかのけしかけ、重篤な身体的傷害を引き起こす可能性のある武器の使用［煉瓦、瓶の破片、ナイフ、銃など］、人への身体的虐待、動物虐待、窃盗行為［強盗、置き引き、恐喝など］、性的活動への強制）。

　器物損壊（重大な被害を意図した火付け、他人の財産の故意的な破壊。他人の玩具を壊す、窓ガラスを割る、車に傷をつける、タイヤをパンクさせるなど）。

　欺瞞や窃盗（金銭や物品の窃盗［万引き、偽造］、うそをつくこと［人を騙すため、物品や好意を引き出すため、義務を回避するためなど］、家、建物、車への侵入）。

　重度の規則違反（親の禁止にもかかわらず、子どもや青年が夜遅くに帰宅を繰り返す、家出を繰り返す、無断欠席を繰り返す）。

（３）行動の持続性

　上記のような行動が、反復的かつ持続的に見られる必要がある（たとえば、少なくとも１年以上）。単発の非行行為だけでは診断の基準を満たさない。

（４）社会的影響

　これらの行動パターンが、個人、家族、社会、教育、仕事、そのほか重要な生活領域において著しい障害をもたらしている。

6C91.0　小児期発症

6C91.1　思春期発症

　男子に多く、多様な逸脱行動につながりやすい。女子の場合では仲間外れなど対人関係性の行動が多い。

うつ病

　ICD-11のコードは6A70（1回のみのうつエピソード）、6A71（繰り返すエピソード）。

　小児のうつ病（Depression）については、最近ようやくその存在が知られるようになってきましたが、初期症状の意欲の減退に対して、休ませて安心させようというより、がんばれ、やる気を出せと追い立てるような周囲の行動は、現在でも見られます。

　発達障害（神経発達症）の併存障害として見られることもありますが、顕在化は、いじめや喪失体験（人間関係の破綻、入学試験などの失敗、肉親の死亡など）をきっかけにすることが多いと感じています。最も大きな問題は自殺に結びつくことがあることです。ICD-11の診断要件は子どもが中心ではないので掲載しません。

　ガンドウア（Ghandour）ら[161]は米国の調査で、保護者への質問票から得られた結果として、3～17歳の子どもたちのうち7.1%は最近不安症状があり、7.4%は行動上の問題を抱え、3.2%がうつ病と考えられたと報告しています。やや女児に多く、調査年齢のなかでは12～17歳で6.1%がうつ病と考えられたとしています。わが国では大規模調査は検索の限り見当たりませんでしたが、わが国の報告はバールソン（Birleson）による自己記入式抑うつ尺度[162]によっての調査が多く、傅田健三氏（Denda）らは抑うつ状態の閾値について報告しています[163]。また、傅田健三氏は北海道での同じ尺度の調査から高得点群

の20％がうつ病だと仮定すると2.6％になり、女子のほうが多いとしています[164]。

これまでに著者が診断、対応したなかで最も小さかった子は6歳で、小児期全体としては思春期に診断や対応をすることが多いと感じています。意欲の減退は、学校を含む社会活動に対する拒否反応や無反応などが見られることが多いですが、いらいら感（何とかしたいがどうにもならない）が前面に出てくることもあります。睡眠障害（不眠や入眠障害ではなく、過眠になることもあります）や食欲不振（食欲が増加する場合には、経験上は甘いものに偏りやすいです）なども見られます。登校しぶりからの不登校も見られることが多いです。

治療は、まず心身ともに休ませることです。カウンセリングや認知行動療法のような心理的介入もありますが、SSRI（選択性セロトニン再吸収阻害薬：種類はいろいろあります）などの投薬を行うことも多いです。少し汗ばむ程度に体を動かすことも、意欲がない→動きたくない→何もかも面倒になるという悪循環を避けるために、可能であれば勧めています。

まわりはなかなか状態が好転しないと焦りがちになりますが、多くは軽快に至るので、定期的な面接をしています。希死念慮（自殺願望）が強い場合には入院可能な医療機関に診療をお願いすることもあります。

双極性障害

そう状態（気分が高揚したりときに攻撃的になったりする）と意欲の低下を中心とするうつ状態が見られるⅠ型（6A60）と、そう状態は軽度あるいは目立たないものの、うつ状態をきたすⅡ型（6A61）があります。Ⅱ型の場合には、気分変調の状態が目まぐるしく変わることもあります。Ⅰ型のそう状態では、何でもできるように感じて、金銭の浪費や大切な物を他人にあげてしまうなどの行動が見られることもあります

が、子どもでは明らかなそう状態を呈することは少ないと思います。む
しろ、うつ状態とそうでない状態を繰り返しているⅡ型が中心の印象が
あります。

　思春期の子どもたちの場合には、当初うつ病や後述の社交不安症かも
しれないと考えていても、インタビューを繰り返す経過のなかで双極性
障害の診断に至ることもあります。

　治療面では、そう状態については炭酸リチウム製剤などが使われるこ
とが多いと思いますが、小児ではそう状態は少ないと考えられます。う
つ病の場合にはSSRIなどの抗うつ剤が使用されることが多いと思いま
すが、双極性障害の場合には非定型抗精神薬（アリピプラゾール：商品
名エビリファイ、リスペリドン：商品名リスパダール）の使用が多いと
感じています。

　小児期、思春期の双極性障害はポスト（Post）らの総説[165]にもあ
るように、早期診断、早期介入やうつ状態への治療を含めてまだ未解明
の部分が大きいと考えられています。

パニック症

　パニック症（panic disorder、6B01）は小児期には少ないとされて
いますが、思春期にはほかの不安障害（うつ病）などとの合併もあり、
著者は自閉スペクトラム症との併存をこれまでに数例経験しました。激
しい不安などが生じて、自分でどうにもできなかった経験があると、そ
れがまた起きるのではないかという不安（予期不安）が生じ、そのため
に活動が制限されることもあります。著者の経験では女子が多かったで
す。治療面では症状を言語化して、それについて話してみることや、場
合によっては予期不安に対する頓用薬（抗不安薬など）を処方したこと
もあります。

第9章　そのほかの発達障害や併存疾患　131

強迫症

　手を洗うことがやめられない、机がきれいでない気がしていつまでも拭き続ける。こうした強迫症（6B20）は、思春期になると外来診療のなかでも診察することがあります。著者の経験からは、ADHDや自閉スペクトラム症の併存障害として、あるいは前述のトゥレット症の経過中に出現することが多かったです。また、止まらない抜け毛や皮膚を掻くなどの症状も強迫症状の場合がありますし、頭から離れない強迫観念（思考）の場合もあります。

　症状に対する病識（病的であると自分で考えること）がある場合と、ない場合があります。著者の経験上は、病識がない場合のほうが症状についての合理的説明の理解がしにくいことから、治療方針に難渋しましたが、病識があってもなかなか症状が改善しないこともありました。

　手を洗う行為の場合（多くは病識あり）には、洗い始めると20分以上も洗い続け、それを毎日数回以上繰り返すので、夏でも手首から先が赤く腫れていたり、皮膚がただれていたりすることもあります。そうした行動をやめることができないので、学校に行けない、生活リズムが崩れる、強迫症状が昂じて暴れるなどの行動が見られることもあります。入院治療が必要になり、施設を紹介する場合もあります。

　ファレル（Farrell）らの総説[166]では50人に１人に症状が見られ、小児期発症のほうが成人期に重篤な症状を呈することがあります。認知行動療法を状況に応じて実施することが有効であるにもかかわらず、診断治療的介入そのものの提供やその質を含めて地域などによる差が大きいことを示しています。認知行動療法自体はわが国でも行われていますが、子どもを対象とした認知行動療法が可能である医療機関は限られており、結局は薬物療法に頼ることが多くなっていると考えられます。

社交不安症

　社交不安症（Social anxiety disorder、6B04）は、DSMでは5[18]から、ICDでは11から独立した概念として扱われ、小児期にも見られます。女子に多く、8〜15歳ごろの発症が多いとされています[20]。

　ここで取り上げた理由は、自閉スペクトラム症や選択性緘黙症を抱えた子どもたちがこの状況になることがあり、対応してきたからです。不安が根底にあるので、人前での行動に困難を感じたり（外出はできるがレストランに入れないので食事は駅のベンチで食べる）、明るい光そのもので不安が増強したりすることもあります。他人の視線が刺さるような気がすると話す子どもたちもいます。

　子どもたち自身も何とかしたいとは考えているのですが、不安の症状が強いために、場合によっては症状が増悪していきます。励ましたり、元気を出させようとしたりする声かけなどは基本的に無効です。動けるようになるまで待つこと、子どもの話を聞くことなどの心理的介入や、場合によっては抗不安薬の投与などを行うこともあります。

第3部

発達障害と
社会資源

第10章
福祉・保健サービス

　福祉という言葉は鎌倉時代から使われていたようで、「幸福」と同義語であったようです。現在の「福祉」という言葉は社会的弱者に対する対応という意味で使われることが多いと考えています。社会的弱者に対する対応としては聖徳太子が四天王寺に建てたといわれる孤児や病弱者を収容する悲田院、これはのちに光明皇后にも受け継がれたという話を聞いたことがあります。わが国では社会的弱者に対する「施し」の位置づけがまだ残っており、「基本的人権」を守るために必要なものであるという意識は残念ながらまだまだ高くはないと感じています。

　多くの福祉サービスは、困難な状況にあれば自然に受け取れるものではありません。困難な状況を公的な場所で説明し、申請書を書き、ときには医師の診断書なども添えて「申請」し、認められたらサービスが受けられるという「申請主義」が現状です。

　保健という言葉は明治時代から使われ始めたようで、それまでは「養生（たとえば貝原益軒の『養生訓』）」や「衛生」という表現が使われていたようです。現在では文字どおり「健康を保つため」の政策や事業が含まれていると思われます。未就学児は厚生労働省所管の母子保健（最近では親子保健の用語を使う自治体もあります）、就学後は文部科学省所管の学校保健、成人後はふたたび厚生労働省所管の成人保健になります。小中学校では教科としての保健体育もあります。

公的な相談窓口

　子どもたちへの福祉サービスは、昭和22年（1947年）に制定されて、その後も改正を繰り返している児童福祉法[11]において定められて

います。第1章では「国及び地方公共団体は、児童の保護者とともに、児童を心身ともに健やかに育成する責任を負う」とし、第2章で福祉の保障について定めています。

　福祉についての身近な相談であれば、それぞれの市区町村によって名称は異なりますが、障害福祉課あるいは子ども家庭課などが、サービス受給者証の交付や手当の給付申請などを受けるための最初の窓口になります。市区町村では、このほかに生活保護なども担当する福祉事務所を設置していますし、家庭児童相談員を配置している場合もあります。民生委員や主任児童委員も市区町村で氏名などが公開されているので、相談や窓口の紹介をしてもらうことも可能です。

　就学については教育委員会の学務担当部門に相談できるほか、多くの市区町村では教育センター（市区町村によって名称が異なります）を設置しており、心理職を配置していることが多いので、相談や検査の要望に対応しています。

　保健所は都道府県、政令指定都市、中核市が設置しています。以前は子どもの発達などの相談も行っているところが多かったのですが、現在では事業の多くが市区町村に移管されたこともあり、精神保健を除いて、子どもの相談を行っている保健所は少なくなっています。

　児童相談所も都道府県、政令指定都市、中核市（一部それ以外の設置もあります）が設置しており、児童全般にかかわる相談、療育手帳（知的障害の障害者手帳）の発行、市区町村と連携しての児童虐待対応、家庭での養育が困難な状況になった子どもの一時保護などをしています。

　発達や行動についての相談の場合には、児童相談所が対応する場合もありますが、市区町村の保健部門が担当していることが多く、市区町村の保健センターなどで保健師を中心におもに対応しています。後述の乳幼児健診は、市区町村が中心になって行っています。

第10章　福祉・保健サービス　137

障害者手帳

　障害者手帳には、身体障害、知的障害、精神障害を対象として３種類があります[4]。身体障害者手帳には肢体不自由、視聴覚障害、内臓機能障害などの種類があり、程度により１～７級に区分され、指定医が書いた診断書に基づいて判定、交付されます。子どもの時期には一定期間で更新が必要となる場合があります。

　知的障害の療育手帳は、愛の手帳など地域によって呼び方が変わります（成人後はすべて療育手帳）。基本的にはＡ重度、Ｂ中等度～軽度の２区分ですが、第８章でお話ししたように、４区分にしている自治体が多いです。成人までは児童相談所で、成人後は知的障害者更生相談所（自治体により呼称が変わります）での判定、交付になります。成人までは数年おきの更新を指示されることが多いですが、成人後には更新はありません。18歳前後で最終の更新になり、それを忘れると無手帳になり（障害を抱えているという公的証明がなくなります）、さまざまなサービスが受けられなくなる場合があります。

　発達障害は精神障害のひとつとして位置づけられており、精神障害者保健福祉手帳は、障害の程度により１～３級に区分されています。医師（おもに精神科）の記載した診断書に基づいて判定、交付され、２年ごとの更新が必要です。更新期間が短いので注意が必要です。

　これらの障害者手帳は状況に応じて複数を所持することが可能であり、たとえば知的障害をともなう自閉スペクトラム症では療育手帳と精神障害者保健福祉手帳の両方を保有する場合も多いです。障害者手帳を取得するということは、公的に「障害の存在を認める」ということでもあり、心理的な抵抗を持つ方もおられます。取得のための手間と時間がかかることを除けば、障害判定の等級にもよりますが、税の軽減、公共料金などの割引、公共施設の優先予約や使用料の割引などが受けられる

ことがあります（それぞれの自治体に問いあわせてください）。就労で「障害者枠」での雇用を選択しようとする場合には、手帳の取得・保持が必要です。

発達障害で自立支援医療を受けようとする場合、ICD-10での対象疾患のコードは、G40てんかんと、F7知的障害、F8心理的発達の障害（自閉スペクトラム症など）、F9小児期及び青年期に通常発症する行動及び情緒の障害（ADHDなど）になります[167]。受けるためには医師の診断書が必要ですが、精神障害者保健福祉手帳の所持はなくても可能です。

多くの自治体では子どもの医療費は公的負担になっていますが、年齢制限を外れた場合、処方薬が高額な場合（てんかんでの抗けいれん薬、ADHD治療薬など）には役に立ちます。

特別児童扶養手当・障害児福祉手当

特別児童扶養手当、障害児福祉手当（障害が重いと判定された場合の給付）は、いずれも20歳未満で障害を抱え、医師の診断書に基づいて申請し、認められれば給付されますが、所得制限があります。特別児童扶養手当は2024年時点で１級が月額５万5350円、２級が月額３万6860円、障害児福祉手当は月額１万5690円です。診断書の作成時の注意点などは第12章を参照してください。

都道府県、政令指定都市での判定によって給付の可否が決まりますが、国の定めた制度であるにもかかわらず、給付率は都道府県によって異なる現状があります。療育手帳を所持していることを条件にしている（明記されてはいませんが事実上そうなっている）場合もあります。

児童発達支援・放課後等デイサービス

児童発達支援（通称：児デイ）、放課後等デイサービス（通称：放デイ）はいずれも児童福祉法第６条の規定に基づいています。児デイは未

就学児、放デイは小学校〜高校（特別支援学校高等部を含む）在籍中の障害を抱えた子どもが対象で、利用にあたっては市区町村の発行するサービス受給者証が必要です。受給者証は市区町村の保健センターなどで発行している地域もありますが、多くは医療機関が発行した「障害」についての診断書を添えて、自治体の障害福祉課などに申請します。個別支援計画書（自分で作成する場合もあります）に基づいて、月ごとの許可日数（市区町村により異なります）の範囲で通所が可能になります。受給者証は移動支援の申請・利用時にも使えます。

　いずれもサービスのプログラムを作成し、実行評価する児童発達支援管理責任者（通称：児発管）の在籍が必須です。そのほかに保育士や看護職、理学療法士や作業療法士、言語聴覚士などが在籍している場合もあります。

　児発管がサービス計画を作成し、それに基づいて個別支援計画を立てて実施します。支援人数は1日当たり最大10人ですが、重度の障害を対象としている場合には5人の施設もあります。生活保護、市民税非課税の世帯では負担額はなく、負担上限額は一般的には月額4600円前後になり、所得制限額を超えると上限3万7200円前後になります。児デイ、放デイともに年々施設数が増加し、それぞれ2022年には全国で1万施設以上になっています。

　2024年の障害者総合支援法[5]の改正により、「総合支援型」と「特定プログラム特化型」に分かれました。「総合支援型」は児デイ、放デイとも5領域（「健康・生活」「運動・感覚」「認知・行動」「言語・コミュニケーション」「人間関係・社会性」）全体をカバーしたうえで、とくに重点を置くべき支援内容を決めていく方式です。著者らの開発監修したトレキング[155]はこちらの型に入っています。

　「特定プログラム特化型」は、特定領域のプログラムに特化した支援を行う事業所で、専門性の高い理学療法、作業療法、言語療法等の発達支

援などを行うこととしています。

　自治体によっては、公的な発達支援センターを設置して、発達支援事業を民間事業者とも協力して行っている場合もあり、児童発達支援も放課後等デイサービスも、多くは民間施設になっています。また、保育所等訪問支援事業では、制度設計上、保育所だけではなく学校に対しても行動観察や助言のサービスを行っていることもあります。

　どのように児童発達支援や放課後等デイサービスの事業所を選ぶかということもよく聞かれます。地域による充足状況などもありますし、施設・事業所そのものが少ない場合もあります。しかし児デイにせよ放デイにせよ、子どもたちの居場所の確保という面があるとしても、内容の充実は欠かせません。個々の子どもたちに対する個別支援計画を見れば、どのような内容で行っているかがわかりますが、その内容の是非は保護者が判断することは難しい面もあります。

　児デイも放デイも多くは小集団対応ですが、発達障害を抱えている子どもだけが対象ではないですし、制度設計上、小集団対応が想定されているので、なかなか個別対応は時間的にも空間的にも難しいという問題があります。たとえば第4章のABAやその理論に基づくPECSを行う際には個別対応が必要になることが多いですが、それが部分的にせよ可能な施設は現状ではまだ少ないと思います。

　子どもたちがそれなりに多くの時間を過ごす施設ですので、まずは安全で安心できる空間であることが大切です。もし子どもに行きしぶりなどが見られる場合には、安心できない環境設定になっていることもあり、その場合には無理して通所を続ける必要はないとお話ししています。また多彩なプログラムや体験事業（お仕事体験などもあります）を展開している施設は、すぐに定員が埋まってしまい、なかなか空きが出なくて参加できないという問題もあります。

　児デイ、放デイでは支給される金額が決まっています。しかし、児デ

第10章　福祉・保健サービス　141

イ、放デイでは所定の負担上限額に加えた費用徴収はできません。そのため、児デイ、放デイではなく、当初から民間の対応施設で、自費で費用を負担することになります。

　自閉スペクトラム症への対応を専門的に行う施設などは、需要と供給のバランスが取れていないので、なかなか新規に申し込むことが難しくなっています。民間のカウンセリングルームなどでも個別の発達相談やトレーニングの対応をしている施設も出てきていますし、福祉サービスの範疇には入りませんが、発達障害を抱えた子どもたちに特化した学習を補強する塾なども出てきています。

乳幼児健診

　乳幼児健診は保健サービスに位置づけられており、母子保健法[168]第12条で、１歳６ヵ月児健診（１歳６ヵ月に達した日から２歳になる前日まで）、３歳児健診（３歳に達した日から４歳になる前日まで）が市区町村の責務となる法定健診として規定されていて、公費負担で受けられます。そのほかに自治体によっては４ヵ月児健診（ほぼ全国で行われています）、６ヵ月児健診、８ヵ月児健診、１歳児健診、５歳児健診なども実施されています。乳幼児健診についての解説やポイントなどは著者の『乳幼児健診ハンドブック』[37]も参照してください。また米国小児科学会のBright Futures「輝ける（子どもの）未来」[169]にも月齢・年齢によるチェックポイントがくわしく書かれています。

　発達障害の早期発見の面では、１歳６ヵ月児健診では言葉の発達についておもに自発語の数によって評価します。自閉スペクトラム症の早期発見の時期でもありますが、言語発達以外に模倣やアイコンタクトなど、第４章でお話しした非言語的なコミュニケーションの評価も重要です。しかしスクリーニングとしての健診では時間の問題もあり、十分な評価は難しいです。非言語面では神尾陽子氏らの導入したM-CHAT

142　第３部　発達障害と社会資源

(Modified checklist for autism in toddlers)⁽¹⁷⁰⁾もあります。ただし、その効果については、判定に主観が入ることもあって、オイエン（Øien）らは偽陰性があることや女子がスクリーニングされにくいという難点も指摘しています[171]。

1歳6ヵ月の子どもを診て自閉スペクトラム症かどうかを判定するとしても、現在の1歳6ヵ月児健診の多くは集団で流れ作業のように行われています。20年以上前には著者もその流れ作業のなかで、おそらく数万人の子どもたちに接してきました。その場で発達の遅れやその後の介入に結びつけたこともありますが、それ以上の判定に至らず、後日発達の遅れが明らかになった子どもたちもいました。

外来診療でこの年齢の子どもたちの診察を行うときには、それまでの発達経過を知ることや、行動観察が必要です。フリーになってから20年近くの外来診療ではそのようにしてきていますが、それまでに十分な対応ができていたとはいえなかったことは、著者にも後悔の念があります。

1歳6ヵ月児健診では、知的障害（知的発達症）や自閉スペクトラム症を疑うことは可能かもしれません。しかし、ADHDや発達性学習症、発達性協調運動症などについては、まだ年齢的に判断できないと思います。

3歳児健診は、視聴覚検査が取り入れられるなど内容の充実が図られてきています[37]。3歳になれば会話が可能な子どもたちも多くなりますので、言語面での遅れは判断しやすくなりますが、やはり知的障害と自閉スペクトラム症以外についての評価は難しいと思います。

乳幼児健診で知的障害や自閉スペクトラム症を疑ったときにどうするかですが、乳幼児健診はあくまで「スクリーニング」ですので、その場で診断することは、一部の身体疾患以外には基本的にありません。ですから多くの自治体では事後フォローのなかで発達検査や知能検査（1歳

第10章　福祉・保健サービス　143

６ヵ月児健診の後であれば新版Ｋ式発達検査2020[53]を実施し、３歳児健診の後であれば加えて田中ビネー知能検査Ｖ[48]を行うことが多いと思います。

そこで定型発達に比べた遅れ（発達検査も知能検査も平均値が100に設定されていますので[51]それよりも低いという意味です）が指摘されることがあります。その後、公的あるいは民間の療育機関を紹介されたり、さらに検査を行うために医療機関を紹介されたりする場合もあります。ここで忘れてはならないことは、「障害を抱えている可能性」を保護者に告げるときのリスクです。

保護者にとっては、きょうだいとの比較などから「何かありそう」と、確信であれ、うすうすであれ、感じている場合と、何も考えずに健診にやってきて「障害の疑い」を告げられる場合があります。前者の場合には「やはり」と疑念が晴れて対応へと進みやすいのですが、後者の場合には衝撃が大きいこともあります。後者の場合には「判定された」という保護者の感じ取りに対し、今後何をするのかという方向性を同時に示すことが大切だと感じています。それは発達検査などの結果を伝える場だけではなく、自治体によっては専門医を含めた発達相談を行っているところもあり、その場でも同じです。

そのあとのフォローアップ体制やどのような介入（療育）方法があるのかについて、保健部門の担当者は十分な知識が必要ですし、それだけではなく地域の社会資源についても知っておくことが求められます。地域によってはフォローアップの場所が限られていたり、待機期間が長くなったりして、保護者が不安になる場合もあります。そうしたときに家庭でできることもアドバイスしていただければと感じています。著者の参考図書もあります[37, 72]。

乳幼児健診は主訴がなくて受診することが多いので、症状などがいまひとつはっきりしないときに「様子を見ましょう」という言葉が出がち

です。この言葉は「何もなかった」と信じたい保護者にとっては「様子を見ていて構わない」と捉えることになり、もし対応が必要であった場合にその遅れにつながる可能性もあります。

以前に5歳児健診が勧奨された時期がありましたが、最近、ふたたび子どもの全体像を把握する健診として取り上げられるようになりました[172]。子どもに対する健診の機会が増えることについては賛同していますが、発達障害について考えてみると、言語発達の遅れや知的発達の遅れをともなう自閉スペクトラム症に対して、この時期からの介入では遅すぎると感じられますし、そのほかの発達障害については、年齢的に発達の差が大きく、判断することは容易ではないと感じています。

わが国の乳幼児健診の多くは、個別健診ではなく集団健診方式をとっています。費用や効率の面から集団健診が選ばれがちですが、質の保証という面からは、第11章の学校健診も含めて、保健センターなどに子どもたちを集めて流れ作業的に行うのではなく、医療機関などで時間をかけた個別健診を行う方向が望ましいのではないかと考えています。

ただ、医療機関も診療所から病院までさまざまな種類があり、それぞれによって在籍している職種が限られる場合もあります。それらを補う意味もあって、その後の受け皿として多職種をそろえた保健センターなどが機能するようになればと願っています。それが発達障害を抱えた子どもたちを地域で育てることにもつながると考えています。

多機関連携

さまざまな福祉のサービスや保健のサービスがあり、1人の子どもの発達について複数の機関や職種がかかわることがしばしばあります。個人情報保護の問題が生じますが、多くの職種、とくに国家資格の場合には守秘義務規定があります（児デイ、放デイは職種によります）。子どもの抱える問題について共通認識を持ったり、ばらばらな対応をしたり

しないようにするために、多機関・多職種の連携があればと感じること
はありますし、連携だけではなく講演会などを通じて知識の拡充を図る
ことも望まれます。

　最近ではインターネットの発達にともない、会議や面接をオンライン
で行うことも増えてきました。著者も参加する会議のほぼすべてはオン
ラインですし、急ぎの場合や遠隔地との相談や面接は、行動観察も含め
てオンラインが多いです。先日の連携ミーティングは関西在住の5歳児
（以前に実際に拝見したことがあります）の保護者、家庭児童相談員
（市のこども家庭課）、特別支援教育コーディネーター（就学予定先）、
児デイ職員に著者が参加してオンラインで約90分、現状についての共通
認識と、今後の対応方法の共有について話し合いをしました。Zoomを
用いましたが、録画してあとで見返すことができる、当日出席できなか
った関係者も情報を共有できるというメリットもあります。

　課題は、こうしたミーティングは医療、福祉、教育のいずれでも費用
算定の根拠がないことです。実質的にボランティアで行うか、保護者や
教育委員会が費用負担することになります。

第11章
教育をめぐって

　日本国憲法第二十六条に「すべて国民は、法律の定めるところにより、その能力に応じて、ひとしく教育を受ける権利を有する。２．すべて国民は、法律の定めるところにより、その保護する子女に普通教育を受けさせる義務を負ふ。義務教育は、これを無償とする。」と定められており、これが教育の権利と義務です。とかく義務教育（小中学校９年間）では「義務」が強調されがちですが、憲法ではまず「教育を受ける権利」が定められ、第２項として義務が記載されています。

　義務教育から高等教育まで、現在ではさまざまな選択肢が整いつつあります。一方で、AI（人工知能）をはじめとしたICTの進化は目覚ましく、幼児～特別支援教育～高等教育に至るまで、教育の在り方そのものも近い将来には大きく変わってくる可能性があります。それによって、発達障害を抱えて「障害」サイドにいた子どもたちが別のサイドに移行することもありうると思います。

　教育の結果として獲得した能力を、実際の社会生活で発揮するのはそれぞれの子どもたちです。しかし、能力をどのように獲得するかを個別に最適化することについては、とくに発達障害を抱えている場合などでは、近い将来AIが大きな役割を果たす可能性があります。

幼児教育

　幼児教育の場としては幼稚園、認定こども園があり、そのほかに養育の場所としての保育所があります。これらの場所では、規模は異なりますが基本的に小集団でほかの子どもたちといっしょに過ごすことになり、学習もそのなかで行われます。

幼稚園は３歳ごろからの入園が多いですが、保育所、認定こども園などでは０歳から通う場合もあります。はじめは発達障害を疑うことすらできなくても、年齢が上がるにつれて、言語発達の遅れなどコミュニケーションの課題や、多動・衝動など行動上の問題が明らかになってくることもあります。その場合の対応は自治体によって異なりますが、加配といって、保育士など（幼稚園では教諭など）の人員配置を増やすこともあります。その補助が施設に対して自治体から給付されることもあり、そのために医師による診断書が必要になることもあります。

　幼児教育には、モンテッソーリ教育[173]、シュタイナー教育[174]など、いろいろな方式があります。発達障害を抱えている場合にどの程度有効かはわかりませんが、モンテッソーリ教育は基本的に縦割り（異学年がいっしょ）なので、自閉スペクトラム症を抱えている子どもにとっては、同年齢のみのクラスより過ごしやすい場合もあります。行動分析学に基づいた西軽井沢学園サムエル幼稚園[175]も設立されたようです。ただし、著者はまだ見学したことはありません。

　発達障害、とくに自閉スペクトラム症を抱えている場合には、コミュニケーション能力が十分ではないことから集団活動ができない、集団での指示が理解・実行できないという場合もあります。場合によっては、幼児教育の場から児デイなどに移すことをお勧めすることもありますが、基本的には子どもの行きしぶりがなければ急いで移す必要もないと考えています。時間帯によって児デイと併用する、保育所等訪問支援のサービスを使って連携する、などの対応もあります。

　対人コミュニケーションは苦手だけれども、文字が読めて理解のできる子どももいます。そうした場合には可能であれば無理に集団参加させるよりも、個別対応の習い事も含めて学習スキルを高めておくこともできます。

就学に向けての流れ

　小学校就学に向けての流れです。とくに問題がない場合、就学前年の10〜11月に市区町村の教育委員会が実施する、就学予定の小学校で行われる就学時健診の案内を待ち、その日に健診を受けます（都合が悪い場合には予備日が設定されていることが多く、その場合には教育センターなどで受診します）。

　就学に際して不安がある場合には、多くの市区町村で就学前年の5〜6月から始まる就学相談を予約し、面接や検査を受けることになります。就学相談は就学予定の小学校ではなく、教育センターなどで予約して個別に行われることが多いです。受けることは義務ではありませんが、もし特別支援学級や特別支援学校への就学も視野に入っていて、情報を集めたい、見学してみたいという場合には、相談を経由しての見学などを勧められます（学校に直接連絡しても許可が出ることは少ないです）。

　相談を受けるよう、幼稚園や保育所から勧められることもあります。特別支援学級や特別支援学校への就学を希望する場合には、医師の意見書が必要な自治体もあります（東京都の多くの市や区など）。

　就学相談では、それまでの発達状況の聞き取り、子どもの行動観察、発達検査や知能検査が行われます。場合によっては、通っている幼稚園や保育園での行動観察も含まれます。発達検査や知能検査は必須ではありませんが、子どもの発達状況のチェックのために受けておくのもいいでしょう。発達検査であれば新版K式発達検査2020、知能検査であれば第3章で紹介したWISC–IVか田中ビネー知能検査Vが実施されることが多いです。ただし、結果の数値が独り歩きすることもあります（実情を反映しているとはいえない数値であっても数値そのもののほうが信頼されがちです）。

第11章　教育をめぐって　149

自閉スペクトラム症を抱えている場合など、初めての場所、初めての検査者では、第4章の新奇恐怖によって適切に検査が受けられなかったり、ADHDを抱えていると気が散ったりして検査に集中できなかったりすることがありますが、それでも検査結果は結果として扱われます。自治体によってはそれまでに行っている検査（療育手帳取得のための児童相談所での検査を含みます）があれば、そのデータを使用することもあります。著者は、事前に慣れた検査機関などに検査をお願いする場合もあります。なお、通常学級に在籍しながら、後述の通級指導教室を利用したい場合には、就学前に就学相談を受けておくよう勧めている自治体もあります。

　知的障害が重い場合などは、就学相談において、事実上、就学先が8月ごろに決まる場合もあります。そうでない多くの場合には、10～11月に就学時健診を受けることになります。就学時健診では、就学予定の小学校で、事前の質問票に基づいた聞き取りがあります。質問票には、行動に落ち着きがない、言葉の発達が遅れている、コミュニケーションがうまくとれないなど、発達障害関連の質問が含まれていることが多いです。どう答えるかは保護者の判断ですが、すでに就学相談などを受けている場合には、そのことを含めて該当項目に記載するといいでしょう。受けていなくて、決めつけられたくないと保護者が考える場合には、記載しないこともあります。

　その後に知能検査（必須ではありませんが実施している自治体が多く、10問の教研式が多いです）、内科検診、歯科検診、耳鼻科・眼科検診（耳鼻科医、眼科医がいない場合には簡易検査）などを、少人数に分かれて上級生の引率で受けます。だいたい、平日の午後に2～3時間で終わります。そこで問題が指摘されなければ、翌年1月ごろの就学通知を待って、4月に当該の小学校に入学する手順になります。

　就学時健診で何か問題点を指摘されると、当日終了後に校長などにい

ろいろ質問されたり、後日２次健診（呼称は自治体により変わります）受診を勧められたりします。そこでの行動観察や聞き取りなどの結果を就学支援委員会（呼称は自治体により変わります）で検討し、通常学級、特別支援学級（知的あるいは情緒）、特別支援学校（知的、肢体、視聴覚）のいずれかへの就学の勧告を決定し、それが後日保護者に伝えられます。著者も15年間、就学支援委員を務めました。

　希望と異なる就学先を勧められた場合には、最終的に保護者の主張が通ることが多いですが、話し合いが続くこともあります。たとえば特別支援学級への就学を勧告されたのに通常学級に就学することは可能ですが、以後毎年のように特別支援学級への転籍勧告を含む指導を受ける場合もあります（教育委員会によって異なります。指導に従う義務はありません）。

　なお就学を１年遅らせる就学猶予という選択肢もあります。容認しない自治体も多いですが、もう少しできることを増やしてから就学させたいと願う保護者の場合には、その選択もあります。その場合には就学時健診は受けない（受けるということは翌年４月に就学する意思があるとみなされます）で、就学前の９月ごろに「就学猶予願（書式はさまざま）」「医師の就学猶予が適切であるという診断書」「就学猶予した場合の１年間の療育計画書」を教育委員会に提出し、交渉が始まります。

小学校の就学先

　小学校の就学先は通常学級（国公立、私立）、特別支援学級（知的障害と自閉症・情緒、公立）、特別支援学校（肢体不自由、知的障害、視聴覚障害、知的障害については公立のほか、大学付属や私立もあります）に分かれます。通常学級は小学校１年生35人、２年生以上ではいずれ最大35人になりますが（地域により差があります）、学習指導要領に沿って学習が進行します。

通級指導教室（呼称は自治体により異なります）の利用は通常学級在籍が基本で、週に1～2回在籍級から離れて、個別や少人数での教育やトレーニングを受けます。ただし、地域により充足率はさまざまです。本来は就学後に生活や学習状況を見ながら利用するかどうかを決めることが望ましいと考えられますが、実際には就学前の申し込みを必要とする自治体もあります。

　特別支援学級は最大8人ですが、担任以外に補助がつくことが多いです。学習指導要領に沿ってではなく、個々の能力に合わせた教育が狙いですが、実際には学習課題の設定は低いことが多いです。自閉症・情緒障害特別支援学級（自治体によって呼び名が異なります）の場合には通常学級と同じ教科書を使うことが多いですが、知的の場合にはプリント学習の場合もあります。通常学級との交流は地域や学校によって大きく異なります。自閉症・情緒級は、設置状況に自治体による格差が大きく、たとえば東京都は2024年時点では十分な設置状況ではありません。

　特別支援学校は1学級最大6人（重複の場合には3人）で、特別支援学校用の学習指導要領があります。ここでの教育に従事するためには、教育職員免許法[176]により、幼稚園、小学校、中学校または高等学校の教諭免許状のほか、特別支援学校教諭免許状（専修、一種、二種があり研修などを受けなければ取得できません）を有していなければならない（法第3条第3項）とされています。ただし、もっぱら「自立教科等」の教授を担任する教員は、「自立教科等」について授与された特別支援学校教諭免許状を有していればよい（同条同項）とされています。実際には、特別支援学校教諭免許状を保持している教員がまだ多くないために、同法附則第16項により、「当分の間」特別支援学校教諭免許状を保持していなくても特別支援学校の相当する部の教諭等となることができるとされています。特別支援学級については特段の免許規定はありません。

152　第3部　発達障害と社会資源

これらの就学先はいったん入ってしまえば卒業する「出口」も同じことが多かったですが、最近では状況によって、途中での転籍も（特別支援学校から特別支援学級への転籍も含めて）少しずつ増えてきています。いったん在籍級を決めたらそれを動かさないのではなく、発達状況や学習習得状況を見ながら在籍級が選択できるようになればと願っています。しかし、多くの自治体では先述の就学支援委員会の承認が必要なため手続きに時間がかかったり、なかなか認められなかったりすることもあります。

　たとえば自閉スペクトラム症を抱えていて、知的能力や学習能力には問題がなくても、通常学級の大人数では気が散ったり教室が雑然としていたり、騒がしかったりするために学習に集中できないことが予測される場合もあります。そのような場合には、無理をしないで少人数の特別支援学級（可能ならば自閉症・情緒級）を「あえて」選択することもあります。このとき、第12章の医師による意見書が必要な自治体が多いです。

　就学時健診でとくに問題がなく、通常学級に就学することになっても、子どもが発達障害を抱えていると就学するにあたっていろいろ心配もあります。就学前に学校と話したほうがよいだろうかと相談を受けることもよくあります。通常学級に就学する場合に事前に相談をするかどうかは、「就学後に配慮をお願いするかどうか」で決めてくださいとお話ししています。

　就学後、指示の出し方や座席の位置などを含めて配慮を依頼する場合には、子どもの状況となぜ配慮が必要かをあらかじめ連絡しておいたほうが就学後に混乱することは少ないです。自治体によるサポートブックなどもありますが、量が多いと共有してもらいにくいので、A4判の紙２枚程度に①配慮してほしいことと、その理由、②得意なことと不得意なこと、③読み書き算数運動について気になることなどをまとめます。

第11章　教育をめぐって　153

著者の書籍にも例文が載せてあります[177]。

　1月に就学通知が来てから学校に行き、できれば2月までに（3月に入ると学校は卒業式モードになり、教職員の異動の時期なので落ち着かなくなりやすいです）学校に出向いて複数の職員（できれば校長など管理職、特別支援教育コーディネーター、養護教諭など）に説明して、情報の共有をお願いしてくださいとお話しします。就学後に話をしようとすると「担任に渡してください」で終わり、共有されないことが多いと感じています。

　入学式で座っていられるかどうか心配なこともあります。その場合には前日の見学をお勧めしていますが（ほぼ認められることが多いです）、これも配慮のひとつです。就学までに何ができるようになっておくかについても、外来診療の場で質問されることが多いですが、子どもの発達状況に応じて個々にお答えしています。一般的な留意点や目標設定については参考図書[178、179]をごらんください。

GIGAスクールとICT

　文部科学省は2019年からGIGA（Global and Innovation Gateway for All）スクール構想[180]を推進しており、これは1人1台のICT（Information and Communication Technology）端末（パソコン、タブレット、Chromebookなど）保有を進め、同時に大容量の通信ネットワークを整備するものです。それにより学校と家庭学習の連続性を持たせることが狙いです。通常学級だけではなく特別支援学級も特別支援学校も対象です。

　2024年現在ICT機器の配置は全国的に利用可能な状況になっており、学校における通信環境も確保されつつありますが、わが国では無線LAN（Local Area Network：WiFiと基本的に同じ）の普及が遅れているため、家庭との一体化は場所によりさまざまです。これを避けるため

にSIM（Subscriber Identity Module）の入ったパソコンを配布している自治体もありますが、自治体負担の通信費用がかかり、経済的理由から全国には広がりにくいと感じています。

　最近5年間の状況を見ていて、配置は進んでいても実際の利活用には地域差や学校差がありますし、学校のなかでもクラスによる差があります。そこにはいくつかの問題があります。最大の問題はただでさえ忙しい教職員に十分な研修をしないで、全国ばらばらの機器導入をしたことです。価格の問題から最も多いのはChrome book、次いでiPadを中心としたタブレット（キーボードをつけることが多い）、Windowsパソコンの順だと思います。動画を見るため（オンライン授業などのため）の、メモリ（記憶装置）容量は十分ではないことが多いです。

　著者も教員によるICT教育のSNS（FacebookなどのSocial Networking Service）グループに入って情報交換をしていますが、ICTについての知識量には教員間でとても大きな差があり、そのなかで同じ質を求めることは難しいです。

　次に、子どもたちは生まれたときから身の回りにスマホがあるのが当たり前のデジタルネイティブ（digital native：デジタル機器に生まれながらに親しんでいる）世代です。教えようとするより、実際に触らせて使わせたほうが早いことが多いのですが、教員の教育技量によって機器の使用状況をコントロールしようとするので、なかなか子どもたちが取り組みやすいように使いまわす状況にはなっていません。

　さらに共通基盤になる教材アプリの開発や、デジタル教科書の導入が遅れているために、せっかくICT機器を導入しても、紙媒体ベースの学習になっていることが多いです。たとえば文部科学省はMEXCBT（文部科学省を意味するMEXTにCBT［Computer Based Testing］を組み合わせた造語です）[181]の普及を進めていますが、プロトタイプがGIGAスクール構想の開始よりも遅れています。学校、家庭双方からの

アクセスが可能としていますが、使いやすさからはロイロノート[182]などのほうが普及していると考えられます（それも使える学級と使えない学級などの格差が大きいです）。紙媒体からICTへという流れはまだまだスムースとはいえません。

なぜICT機器が発達障害を抱えている場合に、とくに重要なのでしょうか。たとえば自閉スペクトラム症を抱えている場合に、感覚過敏などで音声の授業に集中できないときには音声を文字化して表示できますし、音声で答えるよりも文字入力して伝えるほうがうまくいく場合もあります。ADHDを抱えていて連絡事項を忘れたり、持ち物を忘れたりしても、ICTを使って伝えてもらえば理解しやすいですし、静かにすることが求められる環境では、声でそれを伝えるのではなく画面で伝えることもできます。発達性学習症は、板書や出力、計算にいたるまでICT機器が使えるようになった最近10年間で、飛躍的に配慮がしやすくなりました。発達性協調運動症で姿勢が崩れやすくても、黒板と違ってICT機器なら斜めから見ても、寝転んでいても内容がわかります。

さらに学校と家庭の連絡帳などはICT機器を使えばメモの必要はありませんし、宿題もオンラインで出して、入力すると自動採点されて、結果を教員と児童が共有することもそれほど難しくはなくなっています。将来的には、次項のAIを使った個別学習最適化も進んでくると考えています。

ICT機器を入れたとして、体育、音楽、図工（技術・家庭）などの実技教科は、やりかたのアイデアはもらっても、実際には自分で体を動かす必要があります。実技教科には能力の習得という面ももちろんあるのですが、発達障害を抱えていると、自閉スペクトラム症を抱えている場合には体操着などの触覚、音楽などの聴覚の課題から苦手であったり、ADHDを抱えている場合には、ハサミやカッターなどの使用に際しての不注意さが出たりすることもあります。

156　第3部　発達障害と社会資源

発達性協調運動症では運動そのものが苦手であったり、リコーダーなどの細かな指の操作が苦手であったりすることもよくあります。能力を身に付けることも目標のひとつかもしれませんが、それよりも体を動かしたり、音楽を聴いたり歌ったりすることの楽しさを感じることを中心にしてもらえればとは願うのですが、評定をつける必要があるようなのでそうもいきません（著者は実技教科については、楽しさや能力を広げることが目的なので、評定はいらないと以前から考え、公言しています。科目として位置づけることは問題ないと考えています）。公立高校の受験の際の内申書には、こうした実技教科の成績も反映されます（一部ですが公立でも、学科の入学試験のみの高校も出てきました）。

　発達障害を抱える子どもたちの学校生活では、こうした「実際に行うこと」の苦手さがある場合に、それが運動、音楽などを「楽しむ」ことから遠ざけているとすれば残念です。ICT機器ではあまり助けにならず、合理的配慮を考えることになります。

教育とAIの未来

　AI（人工知能）の進歩は、ここ数年でも目覚ましいものがあります。たとえば音声で話して、それをAIで解析して文字化する能力も飛躍的に向上していますし、ついこの間まで何時間か悩んで作っていたExcelのマクロもAIに頼むと１分くらいで作ってくれます。ですから簡単なプログラムのコードを覚えなくても、したいことの内容を書いてAIに頼めば簡単なコードはすぐに書いてくれます。

　そう考えるとプログラミングの学習も否定しませんが、AIの使い方に慣れていく練習も必要な時代になってきています。著者は資料探しや文献探しを含めた日々の仕事にもAIを使うことがよくあります。ただ固有名詞（人名、場所など）関連の検索などにAIを使うと、事実と違う結果になることもあり、ときどき限界も感じています。

実際にICTやAIに興味があり、知識も持っている教員と話をすることもあり、いろいろな夢物語も話したりしますが、おそらく以下の話はそう遠くない時期に実用化されると感じています。学校のテストをデジタル化して、個々の子どもたちのデータをAIに解析させ、間違いの度合いに沿った再テストや宿題をオンラインで出すことにより、一律の宿題を出すより効果が期待できます。それを繰り返してAIに学習させることで、学習の理解度に合った授業をオンラインで提供できるようになる可能性があります。またそれぞれの子どもたちに答えやすい量で宿題を出すこともできます。

　すべての授業がそうである必要はありませんが、子どもたちは個々に自分に合った学習内容を、ICT機器を見ながら学習し、担任はそのクラス全体を見渡して、困っている子どもがいればそのサポートができるのではないかという話です。そのためには標準化された全教科のオンライン授業が、全国どこにでも配信できるようなシステムも必要です。

　また通常の学校のテストでは100点満点ですが、AIを使ったテストでは学年の学習範囲を超えてくると、120点や150点満点のテストも作成できます。オリンピックの体操は、以前は10点満点でしたが、それでは減点がきつくなり技が伸びないので、今は13点や16点も出ます。

　紙媒体で考えている限りできないことですが、学習の個別最適化は発達障害を抱えていてもいなくても有用だと考えられます。個人の状況に応じて特定教科の先取りまでできることや、音声対応（入力、出力）でディスレクシアへの対応も可能です。AIでサポートするということは、子どもの「考える力」をそぐのではなく、むしろ経験値を上げることによって増やせると考えています。

　もちろんAIにも限界はあります。AIによってトレーニングの最適化を図ったとしても、オリンピックで実際に走るのは人間です。作家の文体をまねてAIが小説を書くこともできますが、実際の作家が書いた構

想や切り口の斬新さには及びません。著者は使えるところはAIを使い、現実に自分で考えたり動いたりすることは、「実際」に自分で実行してほしいと考えています。そのためにも使えるのであれば子どもたちにも積極的にAIの使い方を教え、その問題点の理解とともに、使用の習熟は必要であると考えています。

特別支援教育

2007年に従来の特殊教育という表現から「特別支援教育」と名称が変わりました。これは障害者の権利条約[8]の批准とも関連しています。特別支援教育は、2005年に中央教育審議会が出した答申[183]では「『特別支援教育』とは、障害のある幼児児童生徒の自立や社会参加に向けた主体的な取組を支援するという視点に立ち、幼児児童生徒一人一人の教育的ニーズを把握し、その持てる力を高め、生活や学習上の困難を改善又は克服するため、適切な指導及び必要な支援を行うものである」としています。

当初は特別支援学級や特別支援学校が対象でしたが、通常学級でも支援が必要な子どもたちが少なからず存在することが明らかになり、通常学級に在籍しつつ、通級指導教室に通う子どもたちも対象となりました。現在では、通常学級に在籍していても、発達障害を抱えているなど配慮が必要な子どもたちに対しては個別支援計画を立てて実行することも可能になっており、著者もお手伝いをすることがあります。個人的には「支援」は必要があればするのが当然なので「特別」の2文字は必要ないのではと感じています。

各学校には特別支援教育コーディネーターが選任され（残念ながら専任ではなく担任や養護教諭との兼任が多いです）、特別支援教育について学校や家庭、学外の機関との調整をはかることとなっていますが、学校により果たしている役割には差があります。たとえば就学支援委員会

の委員をしている場合には、子どもの在籍級の答申変更や特別支援学校との連携などもしやすいのですが、日常業務に忙殺されて、なかなか連絡や調整が難しい場合もあります。福祉・保健での多機関連携のように、子どもへの理解や対応の共有のために多機関連携会議をオンラインで行うことも最近ではできますし、著者も何度か協力しています。

通常学級に在籍している場合には、学習は学年ごとの学習指導要領[184]に沿って行われます。教科による不得意がある場合には、補助教員をつけたり、算数でよく見られたりするように習熟度別編成にすることもあります。先述のICTサポートや、オンラインでのeboard[134]の利用なども勧めています。地域によっては通常学級と特別支援学級の弾力的運用（必要に応じて相互で行き来する）を行っていますが、学校長の方針にも左右され、なかなか広がってはいきません。

特別支援教育の狙いのひとつとしては、包括（インクルーシブ）教育が挙げられています。障害者の権利条約[8]の理念からも、成人後に社会でともに暮らすという共生の理念からも、進めていく必要があります。包括教育をするためには、それぞれの子どもに適した学習を設定することが必要ですが、通常学級でも小学校1年生は35人、2年生以上は40人（35人に移行中、地域差があります）が1クラスの定員です。通常学級にいる子どもたちも発達障害を抱えている場合もありますし、一人ひとりに適切な学習課題を出すことは、それこそ先述のICTでも使わなければ不可能です。包括教育をするためには、通常学級を含めて定員が少なくならなければ、個々に合った対応は難しいと考えています。

特別支援学級、特別支援学校に在籍する子どもたちに対しては「個別教育支援計画」および「個別指導計画」を学習面と生活面について作成することになっており、その内容については特別支援学校学習指導要領[185]に示されています。

個別教育支援計画は、現在は第5次となっている障害者基本計画[186]

の流れのなかで、平成15年（2003年）度から教育、医療、福祉、労働等の関係機関が連携・協力を図り、継続的な支援体制を整えるために、作成することが必要とされています。個別の指導計画は、適切な指導を行うために学校で作成します。個別の指導計画は、指導目標、指導内容および指導方法を明確にして指導するために作成するものです。なおこの２つの計画は先述の通級指導教室においても必要とされています。

　特別支援教育では、教科学習だけではなく、将来の社会生活のために自立活動にも重点が置かれています。健康の保持、心理的安定、人間関係形成、環境の把握、身体の動き、コミュニケーションの６領域、27項目が定められており、国立特別支援教育総合研究所が編集した参考図書[187]には個々の障害に応じた教育の概要が掲載されています。

　特別支援学級は学習指導要領に沿って学習するとは限らず（とくに知的級）、学校で作成されたプリントなどを使って学習している場合もあります。著者が保護者や子どもと相談して、学校に対して意見書を作成することがあります。特別支援学級では、学級の人数が少ないとはいえ、さまざまな子どもが在籍し、行動やコミュニケーションなどで手のかかる子どもがいることもあります。そういうときには、たとえ補助員がついても、子ども一人ひとりに十分な対応が難しい場合もあります。そうすると子どもたちに新しい課題を与えて学習を進めるよりも、１人でやらせておけばできる課題、多くは作業課題をやらせて半ば放置状態になることがあります。なぞりや点つなぎなどの課題（教育手法としてはありうるのですがこの場合には大人の手をかけないために、子どもに任せてやらせています：いわば時間稼ぎです）などが、ときには学年が上がってからも続いていることがあります。学習を適切に進めることは、将来の社会生活や就労においても重要なことです。そのため、家庭での学習について相談し、学習プリントなどを含めてできる課題を選定して、学校でも取り入れていただくようにお願いしています。

第11章　教育をめぐって　161

特別支援学校には特別支援学校の学習指導要領[185]があり、それに沿って学習を進めることになっています。実際には、在籍している子どもたちの障害の状況に応じての対応が中心となり、自立活動が優先されれば学習課題は減ります。また学校は、子どもの生活空間の一部であり、居場所の確保という面もあります。学習内容を将来に向けてどのように設計するのか、それを個別教育支援計画で明らかにし、実施する必要があると考えています。

学校健診

わが国の学校健診は、校医が学校に出向いて、集団で行うことが一般的です。著者も校医や園医の代わりに幼稚園、小学校、中学校、高校と学校健診の診察を30年くらい前には何度も行っていました。その当時は、1時限の間に最低1クラスを診察することが求められており、40人学級であれば40〜45分の間に全員を診察することになっていました。

名前を聞いたり一言二言話をして、喉を診たり聴診したりすればそれで終わりです。発達障害を抱えているかどうかも聞いている時間はありません。誰を診たのか、顔も名前も覚えていません。知り合いの学校医に聞いたら、最近でも基本的には同じだそうです。ただその校医はときどき昼休みに学校に出かけて、保健室で養護教諭から気になる子どもについての相談を受けているということでした。発達障害を抱えている子どもたちは、健診でも配慮が必要な場合もありますが、ほぼ流れ作業的に健診が進み、終了する状況がずっと続いています。

米国では最近Children and youth with special health care needs（CYSHCN）（特別な健康上の配慮が必要な子どもたち、若者）という概念で思春期を中心とした子どもたちの健康に留意する必要があることが強調されており、8〜17歳ではCYSHCNの割合が20%にも上ると報告されています[188]。この数字は発達障害だけではなくアレルギー疾

患やそのほかの身体疾患などを抱える子どもたちすべてを含んだ数字ですが、これをわが国に当てはめた場合、1人1分の健診で十分な対応に至るとは考えられません。先述した米国のBright Futures[169]では、この年齢についての留意事項も掲載されていますが、かなりくわしく、学校ではなくクリニックで健診を行う前提になっています。発達障害を抱えている場合にも配慮できます。

　思春期の子どもたちは、一般的に医療機関にみずから行きたがることは主訴があっても避けたいと考えていることが多いです。まして、健診ならばもっと行きたがらないことが想定されます。ではわが国のクリニックで子どもたちの対応をすればどうなるのか。第3章で先述しましたが、まず思春期の子どもたちがクリニックを訪れたときにどのように話の切り口を作ればインタビューや診察につながりやすいのかについて、各地の小児科医に協力していただいてまとめました[34]。

　論文では受診時のアンケートに基づく対応について、600人弱の子どもたちを対象にまとめましたが、医療者側からも好評でした。ここに健診項目を追加していくことで、学校ではなく、医療機関での健診が可能になると思われますし、将来的には時間を取って、費用面でも保障されるものになればと願っています。

　クリニックでの健診については、不登校児（学校での健診を受けられない）を対象として、大阪府吹田市で実施しているという報道もあります[189]。予防接種も集団接種から個別接種に全国で変わってきています。学校健診も、ある程度時間を取って個別にクリニックなど医療機関で受けることができれば、発達障害を抱えた子どもたちへの配慮もしやすいと考えられます。場合によっては、診断や対応の糸口になる可能性もあると考えています。

第11章　教育をめぐって　163

不登校

　学校が子どもの生活空間の一部であるとすれば、そこには３つの課題が求められます。「安心」「安全」「快適」です。この３つが保障された空間であれば、そして子どもの状況に合わせた空間であれば、不登校は起こりにくいと考えています。

　まず「安心」と「安全」は似ているようですが、安心は子ども自身が感じるものであるのに対して、安全は周囲からの評価も入ってきます。安心が脅かされる大きな理由は人間関係です。教職員を含む大人との対応、そして友だちを含む子ども同士の対応です。もちろん安全ではないときに安心できるはずはありません。

　子どもが不登校の状態になると、多くの保護者は「この状況は改善しないのではないか」、「自分のせいでこうなったのではないか」と自責の念に駆られることもあります。行きしぶりの場合に「がんばって」などの声かけをするかもしれませんが、「安心」「安全」「快適」の状況が満たされていないのは学校です。保護者には、家庭は子どもにとって基地だから無理をしないで「安心」「安全」「快適」が守られているようにしていただければ嬉しいですとお話ししています。言うまでもなく、著者は不登校になったことで保護者を責めたことはありません。

　快適は心理的な部分と物理的な環境に影響されます。暑い、寒い、暗い、まぶしい、騒がしい、いろいろありますね。適切な学習課題が与えられているかも影響します。教室だけではなく通学路なども影響するかもしれません。もちろん安心できない環境が快適であるはずはありません。

　わが国では不登校は「社会不適応」「登校する義務への違反」と捉えられ、善悪判断に持ち込まれることもあります。「不登校は悪いことではない」と一見子どもの味方のような発言をしたとしても、それはすで

164　第３部　発達障害と社会資源

に善悪判断をしていることになります。

　不登校は結果として学校という生活の場にいることに対しての拒否反応のひとつですから、その状況調査は学校が行い、原因の推定もこれまでは学校が行ってきました。ふつうに考えれば、学校に対する拒否反応であれば、学校に原因があると考えるわけですが、これまでの調査の多くはその原因を子ども自身や家庭に求めてきた傾向があります。しかし文部科学省の不登校の児童生徒の実態把握に関する調査[190]では、小学生は「先生のこと（先生と合わなかった、先生が怖かった、体罰があったなど）が30％」、中学生は「身体の不調（学校に行こうとするとおなかが痛くなったなど）が33％」となっており、学校生活のいずれかがきっかけの児童生徒は8割弱であり、身体的な不調や生活リズム変調がきっかけは4割強という結果でした。

　不登校は、文部科学省の定義では、「何らかの心理的、情緒的、身体的あるいは社会的要因、背景により登校しない、あるいはしたくてもできない状況にあるために年間30日以上欠席した者のうち病気や経済的な理由によるものを除く」となっています。不登校は年々増加しており、文部科学省の資料によれば[191]、2022年には小中学校で30万人弱になりますが、この報告自体が「児童生徒の問題行動・不登校等生徒指導上の諸課題に関する調査結果」となっており、不登校は後述のいじめとともに「問題行動」とみなされています。令和4年（2022年）度では小学生の1.7％（59人に1人）、中学生の5.98％（17人に1人）が不登校と報告されています。

　不登校対策のひとつとして2016年に通称「教育機会確保法」[192]が制定され、「学校での授業以外にフリースクールや家庭を含む多様な学び」が認められました。2019年には「不登校児童生徒への支援は、『学校に登校する』という結果のみを目標にするのではなく、児童生徒が自らの進路を主体的に捉えて、社会的に自立することを目指す必要があ

第11章　教育をめぐって　165

る」[193]と再登校のみを目標とするものではないことも示されています。しかし、学校現場ではいまだに「再登校」へのこだわりが強いです。フリースクールは少しずつ増えていますが、学力の補充なのか居場所の提供なのかが施設によりさまざまであること、民間なので費用が高くなりやすいことなどの問題もあります。補助をする自治体も出てきています。

　発達障害を抱えている子どもには、「みんなと同じようにできない」「教員の指示が通りにくい」「得意不得意の差が大きい」などの状況がしばしば見られます。「クラスみんなで力をあわせて学級運営をしたい」という「予定調和」を目指す学校にとってはいわばやっかいな存在であり（事実そうした扱いを受けていることも多いです）、みんなと同じようにという「同調圧力」を受けて、子どもにとって学校空間が「安心」でも「快適」でもない空間になり得ます。

　いじめについては後述しますが、友人関係の破綻や孤立も環境が「安全」「快適」ではないことになります。文部科学省の通知[193]では、不登校の原因によっては、転校をサポートすることも含んでいますが、本来、転校すべきなのは圧力を受けたり疎外されたりした子どもではなく、不適切対応をした教員やいじめに参加した児童・生徒です。ここがわが国ではあいまいになっています。

　不登校についてはさまざまな相談ルームもありますし、最近では商業的とも思えるような介入サイトも出てきていますが、それらは「再登校」を目的としているようです。しかし著者は再登校よりも、安心・安全・快適さの対応や整備が先と考えています。不登校を子どもや家庭の責任にすべきではないと考えています。

　不登校になった子どもが何とか再登校にこぎつけたとしても、そこで「安心」「安全」「快適」が保障されていなければ、保障されないままただ元の場所に戻すのであれば、子どもたちの精神状態は危機的な状況に

166　第3部　発達障害と社会資源

なる（それに近い状態で介入したこともあります。もちろん休ませました）ことは容易に想像できると思います。だからこそ再登校が目標とはなりにくいのです。

不登校ではなくても、発達障害を抱えていると「学校は行くもの」という観念から、登校してつらい場面があっても、学校ではがまんして適応しようと試み、家で暴れたりするような「過剰適応」の場合もあります。それも状況が把握できた場合には不登校に準じた対策が必要になります。

また小学校高学年以上の女子に多い印象がありますが、自分の特性を隠して「何もなかったように振る舞おうとする」マスキング（masking）も、しばらくは何とかなってもいずれ行き詰まる可能性があります。これも過剰適応のひとつと考えていますので、外来診療の場で気づいたときには、ひとりでいられる場所の確保をはじめとして、「しんどさ」を感じないで済む場所をどうやって確保するかを子どもといっしょに考えます。

不登校状態になっている子どもたちの多くは、その状態に満足していることは少なく、何とかしたいがどうにもならないと感じていることがよくあります。昼夜逆転など生活リズムが乱れたり、運動不足になったりするなど、健康課題を抱えることもあります。将来への不安を口にすることもあります。不登校で問題になりやすいことを次ページの表にまとめました。

不登校になると高い確率で運動不足になり、起床時間が遅くなりがちで、昼夜逆転になることも多いです。相談の場で子どもと話ができるようになれば、少し汗ばむ程度に体を動かすことを勧めたり、簡単なストレッチをいっしょにしたりすることもあります。早朝のウォーキングやジョギングもまずは10分からやってみましょうと話しています。外に出ることが減れば運動量も減りますが、運動系のゲームもいろいろ市販さ

不登校で問題になりやすいこと

- 生活習慣・リズムが乱れる（多くは運動不足をともなう）
- 学習が遅れる、成績の評定がされないことがある
- 健康の評価ができなくなる
- 居場所の1つがなくなる
- コミュニケーションをとる人が少なくなる
- 精神的に不安定になったり不定愁訴が出やすくなったりする
- ひきこもりにつながる可能性がある

れていますので、それらを使うこともあります。

　保護者からは学習の遅れを心配されることが多いですが、この際、興味のあることを掘り下げてみようとお話しします。ゲームをするだけではなく、作ったり、YouTube動画にして公開したり、何か得意なものを作ってみることです。ただ時間を過ごすのではなく、知識欲を充足させるような対応をしていると、再登校するにせよしないにせよ、将来につなげることができるようになるかもしれません。中学生では学校で成績の評定ができないので、高校受験に不利になる、評定1がつくなどといわれることもありますが、家庭学習であっても必要であればオンラインを使ってでも評価ができることを学校に伝えています。

　不登校になれば学校健診などが受けられず、健康評価ができません。前出の吹田市の例のように、個別に医療機関で評価を受けられる体制が必要だと感じています。

　学校は子どもたちにとって居場所の1つではありますが、それがなくなっても図書館など居場所作りはできます。保健室や相談室などへの登校を勧められることもありますし、適応指導教室（自治体によって呼び名が変わります）などへの通所を勧められることもあります。子どもた

ちが納得して通う場合にはそれで構わないと思いますが、無理をする必要はないと思います。

不登校の状態が続くと、家族以外の人とコミュニケーションをとる機会が減ることがあります。しかし、実際に出会わなくてもオンラインで話すなどもできますし、発達障害を抱えている子どもは放課後等デイサービスを利用していることも多いので、学校がダメでも放デイなら大丈夫なことも多いです。

発達障害を抱えている子どもたちの不登校になるリスクは高いと感じています。その原因によっては、頭痛、腹痛などの不定愁訴（訴えはあるけれどもそれに相応する身体所見が乏しい）を訴えることもありますし、先述のうつ病や社交不安症（第9章）を含む併存疾患が明らかになり、医療的な対応が必要になることもあります。

ひきこもりは、家族以外との人間関係がなく、社会参加をしていない状態を指します。著者のこれまで経験したケースは、その前に不登校の状況がありました。現在ではオンラインでの交流がスマホレベルでもできますので、定期的に外に出て少しでも話をする（コンビニでの買い物レベルから始めることもあります）などを続けてもらうようにお話しし、予防につながればと考えています。

不登校になった子どもたちとの対応は、相談の場が子どもたちにとって安心できる場所になるよう努力することが先で、著者の外来で再登校を促すことはありません。不登校になった子どもたちのゴールは再登校よりも将来やってみたいことへの目標設定ができることだと考えています。

なお、小学校、中学校で不登校になった場合、義務教育ですから、何とか卒業できることが多いです。しかし、高校以上では単位が取れないので難しくなります。ですから不登校歴がある場合には、全日制よりも単位制や通信制の高校など出席条件の緩い学校を勧めています。不登校

特例校が、数は少ないですが、できつつあります。本来は特例校の役割をすべての学校が機能として持っている必要があると考えています。

いじめ

不登校といじめについては、その関連から以前にも著者がまとめたことがありますし[194]、いじめについては以前から研究してきました[195]。発達障害を抱えていると、いじめの被害のリスクは高く、自閉スペクトラム症を抱えている場合にはこだわり行動や感情理解、コミュニケーションの苦手さから「気持ち悪い」「きたない」などの言葉を浴びせられることもありますし、みんなに無視されることもあります。ADHDを抱えている場合には、衝動的な行動から周囲を敵に回したり、多動の症状を「うるさい」と非難されたりしていじめにつながることもあります。診断・対応されていない発達性学習症の場合には、テストの点数が低いことから「バカ」と呼ばれたり、テストを見せびらかされたりするようなこともあります。発達性協調運動症の場合には、運動の苦手さから「のろま」「ぶきっちょ」などとはやされることもあります。いじめについて把握しても、いじめる側は「からかっていただけ」「おたがいさま」などと言い抜けることも多いです。

文部科学省によるいじめの定義は、「児童生徒に対して、当該児童生徒が在籍する学校に在籍している等当該児童生徒と一定の人的関係のある他の児童生徒が行う心理的または物理的な影響を与える行為（インターネットを通じて行われるものを含む）であって、当該行為の対象となった児童生徒が心身の苦痛を感じているもの」「起こった場所は学校の内外を問わない」としています[191]。2013年に「いじめ防止対策推進法」[196]が施行され、いじめの認知度が高まったこともあって報告件数は激増し、令和4年（2022年）には認知件数が約68万件、児童・生徒1000人あたり約53件となっています[191]。

いじめは身体的いじめ（なぐる、ける、閉じ込める、持ち物を隠すなど）と心理的いじめ（くさい、きたない、いやなあだ名で呼ぶ、無視する、仲間外れにするなど）に分かれます。著者の経験の範囲内では、発達障害を抱えている場合には心理的いじめを受ける割合が高いと感じています。最近ではインターネット、スマホとくにSNS（Social Network Service、LINEがその代表）を通じたいじめが増加しているとされています。中学生以上ではグループでLINEをしていることがよくありますが、仲間外れにしたり、みんなで攻撃的な言葉を浴びせたりすることがあります。

　いじめについて、新聞報道などでは「加害者＝悪」「被害者＝かわいそう」と単純化したがりますが、子どもたちは被害者にも加害者にもなり得ます。いじめの加害を叱られた子どもが、翌日からはいじめの標的になる場合もあります。以前の著者の子どもたちへのアンケート調査では、小学校5年〜中学校3年生の1.1%は週に1度以上、いじめの被害、加害両方を経験していました[195]。

　いじめは学校にとって、ないほうが助かる「不都合な真実」です。学校でのいじめがどのような経路で明らかになったかの調査結果[191]では、小学校では学校で実施したアンケート調査が多く、中学生では学校で実施したアンケート調査に次いで本人からの訴えです。教職員によって気づかれた割合は小学校では15%あまり、中学校では9%あまりに過ぎませんでした。

　いじめはどこにでもありますが、学校にとっては不都合なことなので、つねに早期解決を図ります。加害者が被害者に謝って握手をして終わりにしたり、被害者が納得できないでいたりすると「謝っているのに許せないのか」と逆に教員や相手に非難されるようなこともあります。

　外来診療でいじめ案件についての相談を受けることがときどきありますが、まずいじめの事実を知っても、登校している限りはたいしたこと

はないと学校は解釈したがります。ですから、いじめの事実を知ったら、子どもと話して①いつ、②どこで、③だれが、④どのような方法で行ったかを記録してくださいとお話ししています。子どもがつらそうだったら休ませてください、そうしないと学校が真剣に対応しない可能性もあります。

　また、学校はいじめの事実が学校外に漏れることを嫌がりますが、市民相談などで弁護士、警察、医療などの学校外の第三者に相談することを勧めています。著者もいじめ案件で学校に連絡し、対応を「文書」で出してもらうようにお願いし、実現したこともあります。

　傷ついた子どもは謝ってもらって、傷が消えるわけではありません。事実の記録ができ、第三者に相談することが先ですが、いじめに対する民事訴訟を起こすことも可能です。また転校を勧められることもありますが、そう言われた場合にはいじめの加害者を出席停止（登校停止）にしてくださいと要望することも可能です。

　チャイルドライン（Childline：国際的にも相談窓口にはこの名前が使われているところが多いです）などの相談体制も、多くの都道府県で、電話だけではなくLINEなどでの相談を含めて、少しずつ広がりつつあります。しかし、まだ周知が十分とはいえないですし、相談対応も子どもが納得できるレベルに達していないと考えられることもあります。いじめの相談を受けたときの対応は「どうやって子どもの安全を守るか」から始まります。

　なおしばしば報道されることでもありますが、いじめが最終的に自殺につながる可能性があることが、いじめに介入しなければいけない最も大きな理由です。

中学校

　中学校までは義務教育ですから、たとえば私立中学校を受験して通い

だしてから「合わない」と感じたときには公立に移ることができます。しかし高校から先は義務教育ではなく、そうしたバックアップはありません。高校は公立、私立、不登校特例校、フリースクールなどの選択肢があります。

　中学校では基本的に教科担任制になるので、発達障害を抱えている子どもたちのなかには特定教科の教員が苦手という状況がしばしば見られます。とくに同調圧力が強い実技教科に多いように感じています。

　また運動会や発表会などを苦手とする子どもたちもいますし、宿泊をともなう学校行事への不安を訴える子どもたちもいます。学校からはいろいろ参加を促されますが、参加することで20年後の自分に役に立つと思うなら参加もあり得ますが、20年後には忘れているだろう、役に立たないと考えるのであれば、無理はしないでくださいとお話しています。

　中学校に入ると部活（クラブ活動）に参加することもあります。発達障害を抱えている場合、比較的お勧めなのは運動部であれば、最大２人の卓球、テニス、バドミントンなどです。基本的には個人競技の陸上や水泳を勧めています。チームワークを必要とする野球、サッカー、バレーボール、バスケットボールなどはうまくいかないことが多いと感じています。文化部であれば美術部やコンピュータ部を選ぶ子どもたちが多いです。吹奏楽部については運動部並みの団体競技なので勧めないことが多いです。

　中学校の特別支援学級の場合、地域によって成績評定をするかどうかに差があり、評定欄を空欄または斜線にする学校もあれば、とくに情緒級を中心に試験を受けていなくても評定をつけ、高校進学に備える（公立高校の多くはまだ内申書の成績評定が必要です）中学校もあります。またとくに知的級の場合には自立活動の時間が増えて、学科の学習時間が少なくなることもあります。それは特別支援学校の中等部も同じです。読みと計算の能力を上げておくことは将来の就労にも役立ちます。

第11章　教育をめぐって　173

放デイや家庭での学習サポートを勧める場合もあります。

　発達障害を抱えて合理的配慮が必要な場合には、遅くとも中学校では配慮をお願いしてくださいとお話ししています。中学校で得られた配慮が高校受験や高校生活につながります。中学校で受けていない配慮を高校受験でお願いすることは困難ですが、中学校で受けている配慮を継続してもらった経験はあります。

　診断書を書いて、発達性学習症のディスレクシアでの問題用紙の拡大、ルーラー（定規）の使用、試験時間の延長などは公立高校でも行ってくれました。別室受験での問題の読み上げと口頭での解答も、私立高校ですが認められた例もありました。定期試験などでは可能な学校も出ているのですが、入学試験でもICT機器を使っての解答が認められた高校もあるという話を聞いたこともあります。こうした配慮はぜひ広がってほしいですし、困ってからの要請ではなく困らないための要請です。

高等学校以降

　中学校卒業後は高等学校、特別支援学校高等部を含めて義務教育ではなくなることもあって、さまざまな選択肢があります。高校も全日制、通信制がそれぞれ公立も私立もあります。また単位制（高校は74単位取得で卒業）もありますし、サポート校もあります。

　全日制でも、普通高校のほかに商業、工業、農業、水産などの職業に結びつく型の高校もあります。簿記やICT関連、電気、機械などの資格取得ができたりすることもあり、得意分野と一致する場合には発達障害を抱えている生徒に適応しやすいこともあります。なお普通高校でも私立では習熟度別学習を取り入れているところもあります。

　このほかに、東京都の例ではエンカレッジスクール（入試は作文と面接、入学者の半数は特別支援学級から、半数は通常学級から、卒業後はおおむね就労と進学が半々）が、普通科、工科を含めて、公立でも設置

されていますし、チャレンジスクール（単位制、昼間・夜間）などもあ
ります。

　高校プラス2年の高等専門学校も全寮制を含めて選択肢になります。
地域によっては技術習得のための学校を設置している場合もあります。
高校は多彩な形式がありますので、中学校に入ったら調べ始めることを
勧めています。鉄道研究部など部活動に惹かれて学校選択をすることも
あります。

　特別支援学校高等部は従来の普通科に加えて、東京都では職能開発科
（就労に特化していく）や、同じく就労特化型の永福学園なども設置さ
れています。自治体によっては、普通高校のなかに分校として特別支援
学校高等部を併設したり、中間型高校を設置したり、施設そのものを分
校として就労を目指したりするところもあります。これまでの障害者就
労が困難であった経過から、どうしても就労を目指す方向が強くなり、
現在の制度設計ではA型やB型の就労移行支援（本来は障害者就労に至
るつなぎでしたが、現状は目標化）を障害者枠就労とともに目指すこと
が多くなっています。しかし第16章のモラトリアムを考えて、卒業即就
労の選択をしない子どもたちも出てきています。しばらく家にいて穏や
かに過ごしてみたり、老人保健施設でボランティアをして他人に感謝さ
れる経験をしてみたり、アルバイトをしたりさまざまです。

　高等学校（高等部）は義務教育ではありませんので、退学した場合、
新たな居場所を探す必要があります。著者の外来では、全日制を退学し
て通信制に変更する子どもたちが以前はいましたが、その多くが小学校
や中学校での不登校の時期があり、最近ではリスクを考えて最初から通
信制などを選択しています。なお退学すると、利用していた放デイの継
続利用（小学校～高校・高等部までの在籍が利用条件）もできなくなり
ます。

　高校卒業後は就労のほかに大学や専門学校への進学も選択肢になりま

第11章　教育をめぐって　175

す。小学校、中学校と同調圧力にさらされて不登校経験があり、高校は通信制を選択した子どもたちが、ようやくのびのびできる空間が大学かもしれません。そこで生き生きした姿を取り戻した子どもたちも見てきました。

　大学のほか、意外に知られていませんが専修学校という選択もあります。これは1976年に新しい学校制度として創設され、学校教育法のなかでは、「職業若しくは実際生活に必要な能力を育成し、又は教養の向上を図る」ことを目的とする学校であるとされ、実践的な職業教育、専門的な技術教育を行う教育機関として位置づけられています。専門学校もそのなかに位置づけられ、医療、福祉、ICTなどさまざまな分野に特化した学習（多くは国家資格などを目指す）をすることになります。

　大学入試については共通テストのほかに各学校の一般入学試験、AO（Admissions Office）入学試験、総合型選抜、推薦入学（指定校推薦を含む）などさまざまな形態があり、いずれはわが国のAO入試（AOは米国のシステムでその名前を使っていますが、システムは異なります）、総合型選抜のように特定領域の能力評価などが広がってくると考えています。

　大学入学試験の共通テストでの合理的配慮については、毎年少しずつ変わるので受験の前に参照する必要がありますが[139]、令和7年（2025年）度の発達障害に対する配慮事項を表にまとめました。この配慮が明文化されたことによって小学校からの配慮も受けやすくなりました。

　大学に入ると、講義やゼミを選択したり、講義の予定表を自分で管理したりする必要も出てきます。そうしたことが苦手な、発達障害を抱えた子どもたちに対して、発達障害者支援センター（名称は大学により異なります）を立ち上げた大学も増えてきました。著者もいくつかの大学のセンター立ち上げのお手伝いをしてきましたし、ある大学のバリアフリー支援センターの発達障害の部門のお手伝いも最近までしていまし

大学入学共通テストにおいての発達障害への合理的配慮（2025年版）

・試験時間の延長（1.3倍）。（1.3倍でも困難な場合、1.5倍まで延長申請可）

・チェック解答（選択肢をチェックマークで記入する）。

・拡大文字問題冊子（14ポイント）の配付（一般問題冊子も配付）（同室受験）。

・拡大文字問題冊子（22ポイント）の配付（一般問題冊子も配付）（別室受験）。

・注意事項等の文書による伝達（試験室で監督者が口頭で指示することを文書化）。

・別室の設定（小集団か個室）。

・試験室入り口までの付添者の同伴。

た。大学でも学級には担任がいますが、そのほかに「その子へのアドバイスをしたり相談に乗ったりする教員（大学により呼び名はさまざま）」を指定する大学もあります。

　学習は学校など教育機関で行うものだけではなく、言ってみれば生涯続くものと考えていますし、著者もそのように努力しています。能力は使わないと減退しかねません。

　以前にボランティアで生活介護の事業所のお手伝いをしていたときに、施設の職員から聞いた話です。特別支援学校の高等部に公共交通機関を使って通い、買い物をしたり簡単な掲示を読んだりもしていたのに、事業所での送迎付きの単純作業のみの生活を20年以上続けていると、1人で出かけることも買い物も字を読むこともしなくなってしまったそうです。今でも続けているかどうかはわかりませんが、脳トレ（さまざまな無料版があります）を導入してもらいました。学びをあきらめ

ないで続けることも大切だと感じましたし、後から学びなおしをすることもできます。

　一方では最近ギフテッド（英語ではintellectual gifted）と呼ばれる子どもたちの存在が認識されてきました。知的能力が高く、得意分野を持つ子どもたちですが、文部科学省ではギフテッドとは呼ばず「特定分野に特異な才能のある児童生徒」として対応を協議しています[197]。著者の外来でもこのグループに該当する子どもたちは相当数、対応を経験してきました。発達障害、とくに自閉スペクトラム症やADHDの合併がある場合に見られることもしばしばあります。

　語学や数学、歴史や地理、プログラミングやゲーム制作、動植物や昆虫、囲碁将棋、いろいろな領域ですでに小学生の段階で高い能力を獲得している子どももいます。しかしこのグループの子どもたちの不登校率は高く、高校も通信制に通うことが多いです。今は終了していますが、以前には東京大学先端科学技術研究センターの中邑賢龍元教授らが中心になって、「異才発掘プロジェクトROCKET」を日本財団の支援で行っていました。著者の診ている子どもで参加した子もいますが、ここの参加者はほぼ「不登校になった子どもたち」でした。何といっても学習指導要領やそれに基づく同調圧力は、彼らにとって耐えがたい苦痛をもたらすことがよくあります。

　そもそも知的能力が高いということは、すべての領域が高いわけではなく、知能検査をしてもその指標間にはかなりのばらつきがあります。それは言い換えれば社会生活上の困難を抱えやすいということでもあり、実際の生活ではうまくいかない場面が、対人関係を中心に見られます。そこでのつまずきからひきこもりになり、回復に数年を要した子どももいました。今では在宅でオンラインでの仕事をこなしており、新しい家族もできました。

　知的能力が高ければ、幸せが保証されるわけではありません。どんな

子どもにも、抱える困難に対して向き合って、あくまで具体的な対応策を考え、伝え、実行するお手伝いができればと考えています。いずれにせよ「学び」は生涯続くものであり、それが途切れることは知識欲の低下や生活能力の低下を招く可能性があると考えています。

第12章
医療とのかかわり

　発達障害を抱えていても、必ずしも医療機関で継続診療を受けているとは限りませんが、診断書や意見書は医療機関が発行しますので、その面では医療機関とのかかわりが必要になります。また、20歳から支給可能な障害基礎年金の診断書については記載項目も多く、経過をよく知っていないと書けない部分も多々ありますので、それが将来必要と考える場合には医療機関への継続受診をお勧めしています。

　医療機関については、発達障害を抱えている場合にはとくに、需要と供給バランスの問題も含めて地域差が大きいです。発達障害の診療が可能であると明記していても、それが「診断」だけのこともあります。自閉スペクトラム症やADHDであればともかく、発達性学習症や発達性協調運動障害などでは、診断にすらいたらない場合もあります。わが国の場合、合理的配慮を受けるときには実際の困りごとに対してすみやかに配慮が受けられるとは限りません。多くは診断名があり、それに基づく困難さを列記して、配慮を依頼することになります。しかし合理的配慮の要請は専門医である必要はなく、地域のかかりつけ医に依頼することもできます。著者は地域のかかりつけ医と連携してメールなどで状況をうかがい、具体的な配慮について協議することもあります。

発達障害診療医とかかりつけ医

　医療がかかわることによって発達障害を治すことができるのかと聞かれれば、イエスとは誰も答えないと思います。しかしそれは医療がどこまでかかわるのかによっても異なります。医療が見立てと経過観察だけで、行動やコミュニケーションに対する介入をしない場合と、見通しを

立てて介入を行う場合では、異なる可能性があります（必ずしも見通しどおりに状況が改善するとは限りませんが）。著者は、場合によってはほかの相談機関や介入機関の協力も依頼して、できる介入を模索してきました。

　その結果として、発達障害の診断閾値（基準）を満たさない状況になり、外来を「卒業」していった子どもたちも少なからずいます。今後その状態が維持できるかどうかはわかりませんが、それはいったんついた診断名が外れるということでもあり、当初に抱えていた社会生活上の困難がおおむね消えている状態になったということです。保護者に「ごくろうさまでした」と言葉かけをして「卒業」することは、著者も胸が熱くなることがあります。ただ、知的障害が併存している場合には、その程度にもよりますが、簡単ではありません。将来の福祉サービス利用のためにも医療機関につながっておくことをお勧めすることが多いです。成人期からはほかの医療機関を紹介することになります。

　知的障害の診断をどのようにしているかという問題もあります[50]。幼児期にほかの医療機関などで知的障害と診断されていても、著者が保護者へのインタビューや子どもの行動観察の結果、そうではないと判断したケースも多々あります。

　発達障害診療については、小児神経学会に登録されている発達障害診療医（自己申告です）は、2022年の段階で数百名（著者は数年前まで専門医を保持していましたが、年齢的なこともあって専門医を更新せず、学会を退会しましたのでリストには入っていません）です。児童青年精神医学会認定医は2023年度末の段階で570名です。わが国の専門医制度、認定医制度は認定に係る収入を学会が得ることもあって、実際の診療能力の評価はされていません（そのほかの専門医も基本的に同じです。たとえば著者もかかわっていた小児科専門医の資格取得には、症例要約の提出、筆記試験と短時間の面接、論文掲載が取得要件であり、

実技評価などはありません）。

　都道府県単位で発達障害診療医師のリストを公開しているところもありますが、これも自己申告です。著者は当初、埼玉県で登録されていましたが、リストを見た方が受診申し込みをされても受けられない（当時は2ヵ月に1回のインターネットでの診療申し込みでした）ので、リストから削除をお願いしました。

　発達障害を診療する医療機関は保険診療と自費診療に分かれています。自費診療の医療機関では、著者の知っている範囲では初診料がおおむね5万～30万円の間くらいだと思います。現行の医療保険制度での診療報酬があり得ないほど低いため（1時間当たり感染症と予防接種中心の外来を行った場合に比べて約6分の1以下）、診療所を中心として、特定療養費を自費で徴収している医療機関もあります。これは、予約診療をした場合に請求できますが、金額は医療機関によりさまざま（数千～2万円程度が多い）です。

　数年前に米国で自閉スペクトラム症に特化した外来診療をしている医師と話したことがあります。初診の1時間で料金はどのくらいかと聞いてみたら1000～1500ドルくらい（当時）、検査やカウンセリングは別だと言われました。君はいくらでやっているのかと聞かれたので、当時のレートで100ドルくらいかなと答えたら、君は何を考えている？　米国ではあり得ないと言われました。

　専門医に受診していても、予防接種や感染症に際して、かかりつけ医のある方は多いと思います。また地域によっては専門医への受診が容易ではない場合があります。かかりつけ医が発達障害診療を行うときの参考書は著者[177]も出していますが、本書のチェックをお願いした安房地域医療センターの市河茂樹先生もとても読みやすい本を出されています[198]。

　専門医とかかりつけ医が連携するためには、子どもの情報の共有が必

要です。それは場合によっては医療だけではなく、第10章の多機関連携の場合にも必要になってきます。私は子どもの基本情報としてWordファイルなどで次ページの表の項目をまとめておき、専門医に受診するときにも、かかりつけ医に受診するときにも、学校と連携するときにも必要な部分を（不要な部分は削除し、記入の必要はありません）情報共有に使うことを勧めています。事故などで初めての救急外来を受診するときにも役立ちます。できれば毎年、長くても2年ごとに更新しておくことを勧めています[(199)]。

　内科系の診療科以外にも、歯科、耳鼻科、眼科などの受診が必要になることもあります。これらの科の受診は自分の目で見えないところを触ることになるので、診療がスムースに進まない場合もあります。

　歯科領域では小児歯科と障害者歯科は近接領域として合同で研修会などを開いており、著者も何度かお手伝いをしました。都道府県ごとに障害者対象の歯科診療施設を設置していることが多いですが、それ以外で探す場合には小児歯科専門医のリスト[(200)]を参照し、所属施設を探すことをお勧めしています。う蝕（虫歯）ができてからの治療は大変になりますし、しばしば複数の歯にう蝕が見られるので、3歳を過ぎたら歯科の定期的受診をして、フッ化物塗布やシーラントも含めて、予防的な措置を継続することを勧めています。

　眼科や耳鼻科は、都道府県の小児医療センターや大学病院など医師の人数が確保されているところで、診療内容を調べてから受診することを勧めています。最近では診療所レベルでも障害児対応をする施設が散見されるようになっており、なかには発達障害への対応をすることが明記されている場合もあります。

診断書・意見書

　診断書は医師法、歯科医師法により、診察をした医師のみが、交付を

基本情報

　　＊＊の現状について　＊＊年＊＊月＊＊日現在

　　氏名　＊＊　　　　　生年月日　＊＊

　　緊急連絡先

　　受診医療機関名　主治医名

　　診断名（ついていれば）処方薬（出されていれば）

　　障害者手帳の有無

１．　生活

　（１）　食事：偏食、使用している食具　好きな食べ物、嫌いな
　　食べ物、おやつ

　（２）　トイレ：介助、立ち便器、排便習慣、排便後の処理（１
　　人でできない場合）

　（３）　着替え：前後、左右、表裏、注意点（状況に合った服装
　　ができない）

　（４）　睡眠：入眠、中途覚醒、早朝覚醒、昼夜逆転

　（５）　ひとり時間：１時間以上ひとり時間が過ごせるか。遊び
　　の種類と時間

　（６）　危ないもの、安全についての理解度

　（７）　アレルギーの有無、けいれん・てんかんの既往の有無

２．　コミュニケーション

　（１）　音声言語（話す、聞く）のレベルと理解度、絵などの代
　　替コミュニケーション

　（２）　文字言語（読む、書く）のレベルと理解度

（３）　会話が成立するかどうか、あいさつ、ヘルプサインが出せるかどうか

3．学習スキル
（１）　国語：文字理解、使用、ディスレクシアの有無、サイン言語、理解の相当学年
（２）　算数：数（順序数、概念数）の理解、時計、お金

4．運動スキル
（１）　基本的な運動能力（粗大運動、微細運動）
（２）　運動習慣の有無

5．指示の出し方の注意点
（１）　並行指示や連続指示の理解と対応
（２）　視覚支援などの必要性
（３）　禁止語、命令語、否定語への反応

6．現在の社会生活の状況と問題点
（１）　どこに通っているか（学校、児デイ、放デイ、習い事など）
（２）　そこで受けている支援、合理的配慮

7．現在の行動やコミュニケーションでの課題と対応
（１）　行動：かんしゃく、パニック、感覚過敏などの有無
（２）　コミュニケーション：暴言、緘黙、吃音などの有無

要請されれば発行します。一般的に状況を説明したり、診断名を明示したりするだけの診断書から、障害者総合支援法[5]に定められた各種診断書まで種類が多いです。

児デイ、放デイなどの利用にかかわるサービス受給者証の発行には、必ずしも診断書が必要ではなく、市区町村の保健センターで発行している場合もあります。しかし、多くの自治体では、診断書を根拠としてサービス受給者証を発行しているようです。

診断書には、第10章の特別児童扶養手当や自立支援医療、障害基礎年金の給付のための診断書などもあります。生活状況についての記入は対象児が子どもであっても、判定基準は「成人で一人暮らしができるときのレベル」が自立になります。食事を1人で食べることができてもそれだけでは自立にならず、食材を準備・購入することも含めてできる場合が自立になります。たとえば特別児童扶養手当の場合であれば、食事、洗面、排せつ、衣服着脱、入浴、危険物の認識、睡眠について該当部分をチェックすることになりますが、自立や問題なしはその基準で判断します（この部分が点数化されて判定に用いられるので、記載の仕方によって給付、不給付が分かれることがあります。そのほかの行政に出す診断書もおおむね同様です）。

障害者手帳取得のための診断書は、知的障害者手帳（療育手帳・愛の手帳）は児童相談所で判定し発行、身体障害者手帳は当該の障害に係る指定医が診断書に記載し、審査のうえ、発行になります。発達障害を含む精神障害者保健福祉手帳はおもに精神科・児童精神科標榜医が診断書に記載すると思いますが、診断書自体は医師であれば発行が可能です。審査のうえ、手帳交付が決まります。

意見書については、学校への合理的配慮の要望などの際に発行しますが、都道府県によっては特別支援学級や特別支援学校に就学するときに求められることがあります。書式は簡単です。

最近では訪問看護ステーションが子どもも対象として、理学療法士、作業療法士、言語聴覚士、看護師などの派遣を行う施設が増えてきました。そのサービスを受けるためには、担当医による訪問看護指示書（有効期限は半年なので、年に2回発行）の発行が必要です。

　児デイや放デイはサービス受給者証が必要です。発達障害に個別、小集団で対応できる事業所では、第10章でお話ししたように、自費でサービスを受けることもあります。その際の費用に対して、担当医がその療育の必要性を明記した意見書や療育指示書（書式は定められていません）を作成し、それを税務署に医療費の還付申告とともに提出する場合があります。税務署によって対応が異なりますが、認められる場合もあります。

　診療情報提供書は当事者・保護者の承諾のもとに発行しますが、医療機関だけではなく、学校や保健福祉機関への提供も対象になります。合理的配慮のお願いやいじめ対応などについてのお願い、教職員の対応についてのお願いなどの際に発行しています。

　受診状況等証明書は、障害基礎年金の申請に当たって、どの医療機関をいつ受診したかの証明に係る書類[201] として発行します。重度、最重度の知的障害の場合には必ずしも必要とされませんが、発達障害を抱えて精神障害で申請する場合や、軽度、中等度の知的障害を併せて申請する場合には必要になります。

思春期相談の経験

　著者は公務員時代の1994年から、地区の教育委員会の依頼で不登校に対する無料の相談室を、保健部門で市内の小中学生を対象に13年あまり開いていました。当初は不登校が中心でしたが、その後は発達障害や性の問題、触法行為なども扱うようになってきました。その流れのなかで教育委員会と相談して中学生の性教育にも参画しました。

母子保健部門（著者の主担当）では、発達障害、とくに自閉スペクトラム症や知的障害への個別対応については、別に発達相談の時間を設けていたのでおもにそちらで対応していました。思春期の発達障害についての相談や対応は思春期相談のなかでも増えていきました。おそらく1000件を超えた相談のなかで、最初の対応がうまくいかなければ、子どもは次の相談の場には現れないことが多いので、ずいぶん鍛えられました。

　問題点があっても、それを解決しようとする努力は、子どもとの関係性ができてからでなければ無理です。関係性ができる前に問題点に触れると、子どもは心を閉ざします。好きな食べ物や嫌いな食べ物、好きなスポーツや音楽、どんなことがいちばん楽しいかなど、世間話のように聞いて、それらを記録の1ページ目に記載していました。

　相談面接を続けていると、行き詰まることもあります。次の言葉がなかなか出せないような場面でもラーメンが好きだと知っていれば、「最近ラーメン食べた？」とか、著者が「このあいだ食べたラーメンはいまいちだった」といった話なら続きます。

　狭い相談室のなかでは、そのほうが話しやすい子どももいれば、状況によっては息苦しく感じる子どもたちもいます。息苦しさを感じる子どもたちや、誰かに相談を聞かれているかもしれないと心配する子どもたちとは、近くの公園のベンチで紅茶を飲みながら話したこともあります。リストカットを繰り返していた発達障害を抱えた子どもは、公園で初めて著者にその話をして、手首を見せてくれました。

　思春期相談では、最初は問題点すら把握できないこともあり、見立てにもなかなか至らず、見通しも立てられないことがしばしばありました。子どもたちの相談を繰り返して受けているうちに、困りごとが対話の経過のなかで解消していることもありました。著者にとっては貴重な経験でした。

One of them, Only one

　外来診療を朝から夕方までしていると、多いときには40人近くになりますが、おおむね20人あまりの子どもたちの診療をします。著者はすべて予約診療で行っているので、当日の朝、その日に診る子どもたちのリストを見て、今日はどう対応しようかなと考えを巡らせます。初診の場合にはインターネットでの申し込みから始まるこれまでの経過や、抱えている問題点を再確認してから出かけます。

　それだけ準備をしたとしても、その日に診るD子さんは20～40人のうちの1人です。すなわちある意味で著者にとっては多数のなかの1人（One of them）です。しかしD子さんのご両親にとっては、D子さんだけが大切で、いわばほかの子どもたちはどうでもよいので、D子さんはかけがえのないひとり（Only one）です。

　著者も含めて、医療に限らず、教育でも福祉でも保健でも、職業として従事していれば、One of themとしての対応になることが多いのですが、保護者にとってのOnly oneの意識も大切にする必要があります。その意識のずれはトラブルにつながる可能性もあります。

　埋められない溝を作らないために著者が必要だと感じて意識しているのは、子どもであっても、どんな障害を抱えていてもリスペクト（ひとりの人間として尊重すること）を忘れないことです。あいさつをする、向き合って話を聞く、可能ならば笑顔で送り出して次の外来診療につなげる、うまくいっている自信はもとよりありませんが、努力はしていきたいと考えています。

成人医療への移行

　子どもたちの一生のなかで、子どもである18歳までの時期は、天寿を全うしたとすれば人生全体の数分の1に過ぎません。人生の多くの時間

を成人期に過ごします。ここまで子どもの発達障害の医療についてまとめてきましたが、いずれは子どもたちも成人期の医療とのかかわりを持つことになります。

　初診のときにはとくに期限を決めませんので、保護者も「ずっと診てもらえる」と感じると思いますが、年齢が上がるにつれ成人期に近づいてきます。診るのがいやだとかそういうわけではありませんが、成人期になると子どもの時期の診療とは異なり、新たに出てきた併存精神疾患や職場トラブルへの対応、高齢化した家族の問題への対応など、子どもの時期にはなかった問題も出てきます。ですから、もし医療がかかわるとすれば、この先どのような診療が適しているかをともに考え、ほかの医療機関への紹介・連携を含めて医療の選択肢を提供することが必要になってきます。成人医療への移行については国立研究開発法人国立成育医療研究センターのホームページ[202] が、考え方も含めてとても参考になると思います。

　障害基礎年金の取得が見込まれる場合には、20歳になる3ヵ月前から診断書を添えた申請が可能ですが、その診断書を書くためには経過をしっかりと把握しておく必要があります。その場合には18歳を目安に成人の診療科（おもに精神科、ほかには心療内科や神経内科などですが地域の内科クリニックで身体面を含めて見ていただける場合もあります）への紹介を考えています。最近では障害基礎年金の審査が以前より厳しくなり、いったん支給が開始されても3年程度後にふたたび診断書の提出を求められることもあります。

　著者はそれまでも発達障害を抱えた子どもたちを診ていましたが、発達障害に特化した外来診療にした20年くらい前には、まだ成人の発達障害診療を行う医療機関は少なく、自分であれこれ模索しながら成人の方も拝見していた時期もあります。しかしとくにこの10年間に成人の発達障害診療ができる医療機関が増えてきましたし、発達障害に特化した外

来もできてきました。

　著者の健康上の問題から、成人に至る前でもほかの医療機関に紹介状を書くことが増えてきました。長く診てきた子どもたちが、著者の健康状態の変化で行き場を失うことがないようにという考えからです。

　いずれにしても、診療機関を替えることは子どもたちにとっても保護者にとってもそれなりに努力が必要なことではありますが、そうなる時期が来ることは知っておいていただきたいと考えています。

第4部

年齢と対応

第13章
就学まで

　まず、乳児期から幼児期の前半にかけて考えてみましょう。この時期にはとくに最初の子どもであれば保護者にとってはさまざまな心配事が出やすい時期です。発達障害のうち、ADHDや発達性学習症、発達性協調運動症などはこの時期には疑うことはあっても、なかなか診断には至りにくいかもしれませんので、自閉スペクトラム症や発達性言語症、そして知的障害（知的発達症）などがこの時期の主なものだと思います。

　発達障害を抱えていてもいなくても、子どもの行動を観察して第4章のABC分析を考え、望ましい行動を強化し、望ましくない行動を減らす第4章のABAの原則は幼児期であっても変わりません。

　障害を抱えているかもしれないと言われること、そのレッテルを貼られることはつらいことですが、あってもなくてもすることは基本的に子どもとのかかわりを少しでも楽しくする、それは介入（療育）以前に日々の生活のなかで必要なことです。

ロードマップ

　子どもが生まれたときには大きくなったらこれを習わせようなどといろいろな夢を持ちますが、「障害」の診断を受けると、頭のなかに描いていたロードマップが消えて、地図のない街を歩くような状態になることがあります。障害があるかもしれないと言われたときに、それまではかわいさだけだったのに、暗闇のなかに突き落とされたように感じて子どもとの心理的距離感が遠くなることもあります。早期診断、早期療育と言われていても、何をしたらよいのかがわからなくなり、混乱することもあると思います。そのロードマップをもう一度作り直す作業のお手

伝いを、これまでにもしてきました。家族のように四六時中いっしょにいるわけではなく、何ヵ月かに一度会うだけですが、逆に日々接していると気づかない、小さな変化に気づくこともよくありました。必ずしも保護者の希望どおりになるわけでもありませんし、途中の修正も必要になります。

　介入（療育）によるサポートが有用だとしても、どこかに預ければ何とかなるという世界ではないと考えています。少しでも自分でできることを見つけたいと考える方も多いと思います。この章では「発達障害や知的障害を抱えていてもいなくても」できる、しても問題がない対応についてお話しし、その流れのなかでもう一度ロードマップ作りをお手伝いしていければと願っています。

ライフスキルトレーニング

　ライフスキルトレーニング（Life Skills Training：LST）として、著者はこれまでもさまざまな対応方法を考えてきました[35, 72, 203]。ライフスキルトレーニングは生活スキル、コミュニケーション（対人関係）スキル、学習スキル、運動スキルの4軸から成っていますが、就学前は生活スキル（食事、トイレ、着替えなど）とコミュニケーションスキル（聞く、話すが中心）の2軸がおもになります。

　LSTといっても特別なことをするわけではなく、日々の生活のなかでつらくならないでできることを探していくトレーニングです。ABAやPECS、TEACCH（第4章）の手法も部分的には使っています。結果としてできることを増やすのが目的なので、特定のトレーニング方法にはこだわっていません。

　また児デイなどだけではなく、「家庭」でできることを目指しており、そのための特別な研修や専門性は目指していません。もちろん児デイを含む介入（療育）機関の協力も使えるのであれば利用することが多

くなりますが、１週間168時間、半分は寝ているとしても残り84時間で、１日３時間のトレーニングを週に５日受けたとしても84時間のうちの15時間に過ぎません。保育所に通っている場合にはその時間もありますが、やはり家庭で過ごす時間をどう楽しく介入していくかを考えるお手伝いをしてきました。

　発達の遅れにさまざまな介入をして、比較的早期に効果が見られる場合もありますが、なかなか思いどおりにならないことのほうがむしろ多いです。進歩が実感できないと、悩んだり、自分がうまくいかないからと自分を責めたりする保護者とお話しする機会もよくあります。そんなときには焦りがちになるのですが、介入は修業ではありません。

　うまくいく日もいかない日もあります。うまくいった日は明日までそれを覚えている、うまくいかなかった日は眠って忘れるというように、引きずらないで少しでも生活のなかに楽しい時間を作ってくださいとお話ししています。著者の印象ですが、楽しく子どもと接していられる場合のほうが、そうでない場合よりも子どもの反応を引き出しやすいと思います。もちろん保護者の息抜きや気分転換も大切です。そしてきょうだい児がいるときには、そちらのケアも必要になります。著者は外来受診のときにきょうだい児にもいっしょに来てもらって、少しお話をすることもあります。年齢が上がってからのきょうだい児への話については第15章をごらんください。

　なお言葉の発達の遅れがある場合に、ときどき見落とされているのは視聴覚の障害です。視線が合わないと感じるときには視力の低下があるかもしれませんし、難聴があれば言葉の発達は遅れます。新生児期に聴力検査を受けていても、その後に感染症などで聴力が低下する場合もあります。視聴覚については疑わしいと感じたら、かかりつけ医あるいは眼科、耳鼻咽喉科の医師に相談してみてください。

子どもとのかかわり

　子どもの笑顔を見ることは、いつも願っていることです。しかし、対人かかわりが苦手な場合には、視線が合わなかったりして笑顔がなかなか見られないこともあります。他者に向かって笑顔が出るということは、その他者に対して「快」の感情が出ることを意味します。それは他者とのかかわりができてくる、非言語的なコミュニケーションの第一歩です。

　もしなかなか笑顔が出なかったら、ちょこっと体に触ってみたり、声かけをしてみたりしてください。沐浴などで裸にしたときに笑顔が出ることもあります。体に触るのはしつこくしないで、少しくすぐったり、撫でたりする感じです。笑顔が出るようになれば、視線が合うように感じることも増えてきます。自閉スペクトラム症を抱えているとなかなか視線が合わないこともありますが、笑顔が出るタイミングを探してみてくださいとお話ししています。著者の参考図書もごらんください[72]。

　笑顔を引き出すことができれば、そのときには子どもも喜んでいますし、その表情を見ているだけでうれしくなります。その時間を、最初は瞬間かもしれませんが増やしていければと思います。

　同じように子どもに対する声かけは、反応してもしなくても、言葉を話すことができなくても、楽しそうにすることを勧めています。もちろん歌でも読み聞かせでも手遊び歌などでも構いません。言葉が出ないから声かけしても無駄ではなくて、声かけをして言葉をシャワーのように浴びせてくださいとお話ししています。発語がないときに、発語を目指そうとして単語を言わせようとするよりは、文章で話しかけてくださいと話しています。コミュニケーションは、いずれ単語より文章としての意味の理解になります。

　物に名前があることがわからない場合もあります。たとえばスプーン

を指差してスプーンと言ってみます。そのときに子どもがスプーンを見てくれれば物を介した第4章の共同注視ができたことになりますし、物を変えたり繰り返したりしているうちに子どもの何となく指差し風の動作が出ることもあります。共同注視ができるようになってくると、遊びも最初は母親が「物」認識であれば、「おかあさんで遊ぶ」ですが、「人」認識になってくれば「おかあさんと遊ぶ」に変わってきます。

　笑顔や声かけが増えてくるなかで、子どもとの関係もより強くなっていくと思います。そう簡単にはいかずに、なかなか先が見えなくてイラつくこともあると思いますが、ストレッチや軽い運動で気分を切り替えられたらと思います。

　いわゆる定型発達であっても、上記の対応をしても問題はありません。定型発達の場合には、何も考えなくてもこうした発達段階は通り過ぎるだけのことが多いですが、もしなかなかできないことがあっても、少しずつできることを増やしたいと考えています。

コミュニケーション課題

　コミュニケーションは他者とのかかわりに必要ですが、大きく分けて言語的コミュニケーションと非言語的コミュニケーションに分かれます。言語的コミュニケーションは未就学児の場合には「聞く、話す」が基本で、学童期以降には「読む、書く」も入ってきます。

　非言語的コミュニケーションには、先ほどの視線を合わせる、笑顔の表情が出る、不快なときに泣く、ぐずる、指差しをする、まねをする、いろいろありますし、これらは乳児期から始まっています。

　コミュニケーション課題は自閉スペクトラム症や発達性言語症で抱えることが多いと思います。とかく言語的コミュニケーション、とくに自発語の有無が注目されがちですが、発達面では乳児期からの非言語的コミュニケーションの発達が基礎にある必要があります。それがないと、

コミュニケーション機能としての言語は出てきません。

　たとえば1歳周辺で表情が理解できる（保護者の笑った顔、怒った顔に反応する）ようになれば、動作や音声のまねができるようになってきます。手遊び歌は動作と音声の両方が入っているのでお勧めです。音声模倣よりは動作模倣のほうが早くできるようになることが多いです。

　発語が始まる前には、単語と物（人）の認識の一致が必要です。それが実体物のリンゴを意味していなければ、「りんご」と言えても発語にはなりません。その単語を言わせようとして何度も繰り返して聞かせると、その単語が特定の物（人）と結びついていないこともあります。パパのことを「パ」と言えたら、パパと言い直しをさせるのではなく、「パパ言えたね！　すごい」と正しい発音で聞かせます。言い直しは子どもがいやになるだけです。りんごがはじめは「り」だったり「ご」だったりする場合も同じで、「りんごって言えたね。すごい。りんごは赤いね」と「りんご」を聞かせます。ここも正しい発音を聞かせるだけでも構わないのですが、可能ならほめ言葉と文章（例：すごいねりんご言えたね。今度いっしょにりんご食べようね）をつけてください。

　発達性言語症の場合には、単語や簡単な文章の意味理解ができていても、自発語が出にくかったり、いつまでも不明瞭な発音になったりしていることがあります。聴力に問題がなければ焦らないでください。たくさん話しかけて理解を進めるほうが先です。自発語がなくても、たとえば1歳6ヵ月で「ボールひろって」の指示が理解でき、実行できることはよくあります。その場合には、理解して実行できる指示をほめながら増やしましょう。理解が進んでいれば、4歳を過ぎてから突然、自発語が出だすこともあります。自閉スペクトラム症を抱えている場合、自発語が出ないまま文字理解が先に来る場合もありますし、PECSの絵カードでの要求や選択ができるようになることもあります。

　言葉が出るようになったら、「要求」の出番です。「ください」の要求

語の前に「りんご」が来て「りんごください」、その前に「ママ」が来て「ママりんごください」という感じで広がっていきます。外来ではちょうだい（ください）、あけて、とって、貸してのような要求語から取り組んでいます。

もちろん「ママりんごください」では助詞が入っていません。「ママが来た」「ママと来た」「ママも来た」全部意味が違います。日本語は助詞によって文章の意味が規定されることが多いので、「ママりんごください」が言えたら、まず言えたことをほめたあとで「ママりんごをください」って言えたらもっとすごいねと、助詞の入った文章にして返します。

ひらがなは理解していても発語がない場合には、著者は次のページのひらがな指差し表を使っています。上段が清音、中段が濁音、下段が要求語など、右に１～９の数字があります。網掛けは助詞になっています。これをつかうと「りんごをください」が簡単になります。助詞の練習は著者のYouTube動画[204]にもあります。未就学児よりも就学後に使うことのほうが実際には多いです。年中児以上ですと、たまに発語より文字理解が得意な子どもが、自閉スペクトラム症や発達性言語症の場合でもいます。iPadのアプリにトーキングエイドがあり[205]、これはひらがなキーを押して単語や文章を作り表示させるだけではなく、シンボル入力版もあり、音声で出力することもできます。ドロップレット・プロジェクト[206]のなかにはDropTapというiOS用のアプリもあります。こうした文字などを使うようになったから音声での発語をあきらめるわけではありません。

何らかの言語的な表出手段を獲得することが目的ですので、ひらがな指差しなどから不明瞭なそして明瞭な発語につながることもあります。最近ではアレクサ（Alexa：Amazon）やSiri（iOS）などに音声指示をする場合、明瞭な発音でないと聞き取ってもらえない（指示が通らな

ひらがな指差し表

わ	ら	や	ま	は	な	た	さ	か	あ
	り		み	ひ	に	ち	し	き	い
を	る	ゆ	む	ふ	ぬ	つ	す	く	う
	れ		め	へ	ね	て	せ	け	え
ん	ろ	よ	も	ほ	の	と	そ	こ	お
っ	ゃ	ゅ	ょ	ば	ぱ	だ	ざ	が	1
ありがとう				び	ぴ	ぢ	じ	ぎ	2
ごめんなさい				ぶ	ぷ	づ	ず	ぐ	3
おはよう				べ	ぺ	で	ぜ	げ	4
さよなら				ぼ	ぽ	ど	ぞ	ご	5
ください	たべたい			はい					6
とって	のみたい			いいえ					7
あけて	あつい			といれ					8
かして	さむい			おやつ					9

い）ために、子どもたちも一音ずつ区切って発音してみるなど、自発的に取り組んでいることもあります。

選択、諾否

　要求の次は選択と諾否（イエス・ノー）です。それができるようになると日常生活も楽になります。選択の練習で、りんごとみかんを出して「どっちがいい？」という問いかけだと、どっちも欲しい場合があり、うまくいかないこともあります。「りんご」と「くつした」を出して「どっちを食べたい？」なら、事実上一択になりますが、そんな感じから気楽に始めたほうがうまくいくと思います。

　諾否はなかなかできないことがありますが、「うん」と「ううん」でも構いませんし、いやなときには手で×印を作る方法もあります。首を前に動かしてうなずく、横に振って「いや」などもあります。先ほどのひらがな指差し表で「はい」「いいえ」を指差すこともできます。

　質問して選択したり、諾否ができたりしたときには、見逃さずに「やったね」「ありがとう」などの声かけが大事です。「次もうまくいく」ために、子どもの自尊感情を上げることを目指します。

ほめる・叱る

　ほめられて喜ぶということは、他者の「ほめる」という「快」の感情を受け止めて、子どもも「快」になることを意味します。これは感情の共有で、自閉スペクトラム症を抱えている場合にはなかなか伝わらないで苦労することもありますが、望ましい行動を促進するためにも必要なステップです。

　ほめることは非言語的には「笑顔を見せて反応を見る」「ハイタッチをする（イラスト６）」「拍手する（イラスト７）」「親指を立ててグーサインをする（第５章イラスト２）」などの方法もあります。「やったね」

「すごいね」「かっこいい」などの直接的な言語的方法、「ママうれしくなっちゃった！」などの間接的な言語的方法などがあります。

外来診療の場では、わざとボールペンを落として、「ボールペンひろえる人！」と声かけをして、ひろえたら「やったね」「ありがとう」などの言葉かけとハイタッチで笑顔を引き出し、「快」を共有する練習をよくしています。

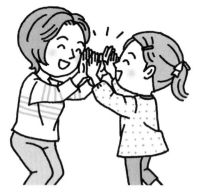

イラスト6　ハイタッチ

ほめられて「快」の感情を共有することは、就学前だけではなく、大人になっても生涯にわたって必要なことです。あとでも触れますが、お手伝いなどに対しての「ありがとう」もほめ言葉の一種です。保護者に子どもをほめていますかと聞いて、「ほめていません」ということはまずないのですが、ほめても伝わりませんと言われることはあります。そのときには、笑顔と言葉とタッチなど動作を組み合わせてみて、子どもの笑顔が引き出せる方法を探り、見つかったら何度も練習してくださいとお話ししています。

「こうなったらほめよう」と考えていても、いざその場になると言葉が出てこないことはよくあります。著者もウォーキングのときなどに「やったね、すごいね、さいこう、かっこいい」など実際に口に出して練習していますし、外来診療のときにもチャンスがあればほめ言葉を出しています。

着替えなどでも「できたらほめよう」と終わるのを待つのではなく、1つ脱いだらほめる、1つ着たらほめるなど、スモールステップ化してほめる回数を増やしましょう。それによって動作がスムースになること

第13章　就学まで　203

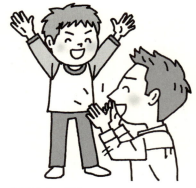

イラスト7　拍手

が多いです。ほめなければしなくなるという方もいますが、少なくとも行動を言葉や動作で支えることで生活習慣の獲得につながります。大人だって報酬があるから働くわけですし、就学後はお手伝いなどに対して小遣いを払うという考え方もあります。

「ほめる」と「おだてる」は実際の表現は似ているかもしれませんが、根本的に違います。「ほめる」ことは「快」の表現ですし、それはお手伝いに対する「ありがとう」も同じです。しかし「おだてる」は何かの行動や状況に導くための意図があり、それは「下心」です。最初は気づかないことがあったとしても、ある日あるいは初めから「下心」が見え隠れするようでは、子どもも信頼しなくなります。定型発達では5歳を過ぎると理解できることが多いですが、言葉の理解が遅れているし、わからないだろうからおだてて動かすことでは長続きはしないと思います。たとえば「ミドリさん、最近かわいくなったね、後片付けお願いね」と「ミドリさん、後片付けしてくれたらうれしい」。前者はおだてて行動を促そうとしている可能性が高いですが、後者は手伝ってくれたら「ほめる」予告なので、「下心」はないと思います。

　叱ることは子どもにとって「快」ではなく「不快」をもたらすことが多いですが、叱らないで子育てができるかと問われれば、それが理想だとしても、そう簡単ではありません。子育ては、教育も含めて植木の剪定のようなものです。木が大きくなるときにはいろいろな枝が伸びてきますが、いらない枝やじゃまになる枝を落として木を成長させることなので、保護者や子どもを取り巻く人は、いわば植木屋さんの仕事もしま

す。「不快」で抑えつけて行動を変えさせても、長続きしないことは理解できると思います。当たり前ですが子どもは恐怖心を抱くかもしれませんが、積極的に行動を変えようとする動機にはなりません。

　以下の説明は、木を子どもにたとえています。木は自分の主導権で自由に大きくなりたいのですが、まわりはそれでは「じゃまになる枝も伸びてくるので困る」と剪定をしたがります。無条件に剪定されることは、主導権を無条件に奪われるので「不快」の感情が表情にも出ます。叱って行動を変えようとすると、それはより強くなります。

　自分の行動の主導権を保持したいのは、未就学児のみならず大人まで、みんな同じです。どうやって「不快」を減らしつつまわりが主導権を持って行動介入するのか、それが発達障害を抱えていてもいなくても大きなカギになります。

　ひとつは「不快」ではなく、行動を切り替えるなどで「快」の状況にする剪定方法であり、もうひとつはまあいいかと思う「社会的妥協」によってとりあえず落ち着かせる方法です。社会的妥協のテーマは年齢によっても異なります。未就学児についてはこの後で触れます。

　叱ると怒るは違います。叱るはやめさせたい行為や状況に対して、それをやめさせるためにすることですが、怒るはそれに加えて感情をぶつけることです。とっさに感情が爆発することはありがちですが、感情をぶつけるということは子どもも感情をぶつけ返すことになりやすく、結果として行動の改善にはつながりにくいと思います。著者も自分の子育てで、怒ってあとで反省したことは何度もあります。

　叱らないで考えさせる方法もあります。幼稚園で読み聞かせタイムに席を立とうとしたケンタさんに、先生が「ケンタさん、今はどうしたらほめられるかな？」と聞いたらケンタさんは「座る」と答えて座りました。先生がグーサインを出したらケンタさんもグーサインを出していました。読み聞かせが終わってからケンタさんに「おもしろかった？」と

第13章　就学まで　205

聞いたら「聞いていたらおもしろかった」と答えました。先生は「明日もかっこよく座っていられるといいな」と言って、翌日、座っていられたケンタさんに「やったね」とほめました。

　実はケンタさんはADHDを抱えていると診断されていたのですが、こうして不適切行動になってから責められるのではなく、先生の言葉から自分で考えて行動を変えました。これは「不快」を回避して、切り替えながら「快」の状態で行動介入をしたことになります。

　１分、３分というお話をすることもあります。ほめるときには、ほめようとして時間が過ぎると、子どもの関心が別のことにいってしまったり、ほめてもらえないのかと考えたりしてがっかりするなど、ほめる効果が少なくなります。ほめるのは対象の行動や状況を見てから１分以内にしてくださいとお願いしています。「快」は言ってみれば賞味期限があります。

　逆に叱るときには、感情的になりそうな状況で、何をどうすれば冷静に指示が出せるか、瞬間湯沸かし器にならないで、たとえば３分待ってから子どもに話すこともできます。お湯を注いでカップ麺ができあがるまで、どう冷静に話すか、「不快」を減らして行動を変えることを考えます。叱られそうな行動をしたことが子どもにもわかっている場合には、先ほどの例のように子どもに考えさせて叱らずに済ませることもできます。

「できない」と「やらない」

　発達障害を抱えていると、コミュニケーションや行動のコントロール、運動などできないことが目につくと思います。「できない」を介入によって少しずつでも「できる」に変えていくことが一般的ですが、もうひとつ考えておかなければいけない問題があります。

　それは「できる」けれども「やらない」という問題です。課題を出さ

れたときに、発達障害を抱えていると気が散って集中できなかったり、別のことをしたり考えたりしていて課題への気持ちの切り替えができなかったり、ふざけてしまったり、課題に興味がなかったりすることで、実際には環境調整などをすることによって「できる」課題が「できない」場合があります。これは「できない」というよりも「やらない」という表現が正確だと思います。しかし実際には「やらない」ではなく「できない」と判定されてしまいます。

「できる」けれども「やらない」という場合は、行動の主体が子どもですから、子どもが主導権を持っています。「できる」を発揮すればほめられて「快」が味わえるかもしれませんが、「やらない」であれば周囲はそれに戸惑ったり失望したりすることはあっても、子どもが「快」を得ることにはつながりません。主導権は無理やり奪い取るものではなく、適切に指示を出して、それに沿って行動できたときに子どもがほめられて「快」の感情を味わい、それを見た周囲の大人も「快」の感覚を得ることです。施設でのトレーニングでもそうですが、家庭でのトレーニングでうまくいかなくて焦っているときには、簡単な「できる」を指示して「やらない」を「やる」に変えるようにします。回数を重ねるうちに、子どももどうすれば「快」が得られるかを学習することにつながります。

　具体例を考えてみましょう。発達検査などで「『りんご』『みかん』『くつした』、仲間外れはどれでしょう」という質問に対して、気が散って質問を聞いていなかったり、やりたくなかったり、わかっているけれどもふざけている子どもは、「りんご」「みかん」などと答えます。発達検査や知能検査であればそれは「できない」と判定されます。落ち着いた環境で、うまく答えられた場合にほめられて「快」の感情が約束されていれば、「くつした」と答えられるとしても、できないとみなされれば点数には加算されません。

子どもの行動観察で得た印象と、検査結果の乖離（圧倒的に検査結果が低く出ることが多いです）を見るたびに、「できない」と判定されたことに違和感を覚えることもあります。それでも結果の数値は信用されることが多いです。

「できる」ということには「再現性」が必要です。気が向けば「できる」ではなく、基本的にはいつでもどの環境でも「やらない」ではなく、「できる」ようにしたいのであれば、ほめるなど「快」の感情の積み重ねから「できる」ことの再現性を高くしたいと考えています。

　この「できない」と「やらない」の問題には、未就学児だけではなく、学校生活や成人の就労に至るまで、発達障害を抱えているとしばしば直面します。

あいさつ

　あいさつは社会生活を送っていくうえでも、対人関係をスムースに進めていくためにも、就学前から習得を目指したいです[72]。言葉がうまく出なくても、少し頭を下げてお辞儀をするとかいろいろありますが、基本の「おはようございます」「こんにちは」「さようなら」「いただきます」「ごちそうさま」「ありがとう」「ごめんなさい」を、「あいさつ7」としてまずできるようにしたいと考えています。

　あいさつの練習は、大人が先にして子どもがまねをする形から始めます。子どもに催促するのではなく、大人が見本を見せましょう。「おはよう」と「おはようございます」の使い分け、「ありがとう」と「ありがとうございます」の使い分けは、就学前にはあまり気にしなくてもよいと思います。

「あいさつ7」のうち、「ありがとう」と「ごめんなさい」は時刻にかかわらず、必要な場面で言う言葉ですが、生活上では保護者に催促されて言わされている場面に遭遇します。ありがとうは後述のお手伝いを含

めて、たくさん言われている子どもは自然に出やすいです。ごめんなさいは「こういうときはごめんなさいでしょ！」よりも「ごめんなさいが言えたらすごいね！」のほうが出やすいと思います。

「行ってきます：行ってらっしゃい」「ただいま：お帰りなさい」「ありがとう：どういたしまして」は違う言葉を出すあいさつ語です。玄関で役割を変えて言う練習をしたり、物のやりとりのまねをして練習したりします。

あいさつ語も音声でのやりとりが難しい子どもたちの場合には、ひらがな指差し表や絵カード、アイコン表示（スマホやタブレットパソコンなど）を使うこともあります。表出としてのあいさつが、日常生活や対人コミュニケーションを円滑にするためにもできるようになってほしいと考えています。あいさつが必要に応じてできるかどうかは未就学児だけではなく、成人後の就労（とくに障害者就労の場では重視しているところが多いです）にまでかかわる基本習慣のひとつです。

感情を表現する

感情を表現すること、相手の感情を理解することは自閉スペクトラム症を抱えているとしばしば苦手です。笑う、泣くということで「快」「不快」を表現できても、「楽しい」「悲しい」「さびしい」「苦しい」などの表現ができるかどうか、そうした表現が言語ではなく絵カードなどだとしても、語彙に入り、日常生活で使えるようになると、コミュニケーションがとりやすくなります。

言葉や文字よりも絵カードのほうがわかりやすいこともよくあります。何枚かの絵カードを持っていて、そのときの状況にあわせて適したカードを出すとか、練習段階では「うれしい」「悲しい」の2枚のカードを出して選ぶとかもできます。DropTapを紹介したドロップレット・プロジェクト[206]では表情に限らずさまざまなイラストをホームペー

第13章　就学まで　209

ジで公開しています。NPO法人ぷるすあるはも表情絵カードを作成しており[207]、使い方は著者のYouTube動画[208]にも上げています。

　こうしたカードなども使って子ども自身の感情を表現する練習は、たとえば保護者が「どんな気持ちだと思う？」と質問して適切なカードを選ばせることにもつながります。ほめる、叱ることにも役に立ちます。喜んでいるカードと困った顔のカードを母親の感情にあわせて選ぶことができれば大成功です。

お手伝い

　言葉が理解できるようになり、指示を理解して実行できるようになったら、お手伝いの出番です。ほめられることがわかるようになっていることが前提ですが、お手伝いをしてほめられることで子どもの自尊感情は上がりますし、まわりの大人にとっても助けになることが多いです。

　お手伝いをたくさんすることで生活能力も上がってきますし、何よりできることが増えることはほめられるチャンスが増えますので、子どもにとってもうれしいことが増えます。できるようになってきたら、食卓を食事の前後に拭くとか、生活のなかで習慣としてお手伝いを位置づけることもお勧めです。

　お手伝いに対して基本は「ありがとう」と「ハイタッチ」を勧めていますが、シールを使ったりするトークンエコノミーの方法で、一定の個数がたまったらごほうびに換えるという方法もあります。ごほうびがお出かけなどの場合に使いやすいですが、とくに未就学児の場合には、目に見えるようにすることが大切です。紙に〇を5個書いて、できるとそこにシールを貼ります。うまくいかなくてシールが増えないときにでも、「できなかったね、残念だね」ではなく「次はいっしょにシール貼ろうね」とあきらめないようにします。

　たとえば家族4人の人数分のスプーンとフォークを食卓に並べるお手

210　第4部　年齢と対応

伝いとします。最初は自分の分だけ並べる、次は声かけして手伝いながら2〜4人目と並べる、その次は2人目まで子どもが並べて、その後は手伝う。こうして子どもの作業を大人が手伝いながら、サポートを少しずつ減らして、最後は自分ひとりでもできることを目指します。着替えや手洗いなど応用範囲は広いです。

　お手伝いのなかで、並行指示と連続指示の練習をすることもできます。たとえば「キッチンからコップ持ってきて」は1つの指示ですが、「キッチンからコップとお皿を持ってきて」は並行指示になります。うまくいかないときにはサポートして、持ってこられなかったほうを持ってくる（失敗に終わらせない）ことが大切です。

「キッチンからトオルくんのコップを持ってきて、食卓に置いたら、このお皿をキッチンの流しに持っていって」だと連続指示になります。最初は1つ目ができたときに「すごいね」、2つ目ができたときに「やったね」などと声かけします。もし指示を忘れて2番目ができないときには「いっしょにお皿キッチンに持っていこうね」とサポートして、失敗に終わらせないことが大切です。実際の生活では連続指示を出す場面は意外に多いですし、就学後の学校では並行指示よりも連続指示のほうが多くなります。お手伝い以外にも着替えや外出準備など応用範囲が広いです。

　子どもがお手伝いをしてほめられることを学習すると、言われる前に食器を並べたり、床の紙くずをゴミ箱に入れたりすることがあります。これは先取りお手伝い、すなわちこの状態では、子どもはほめてもらえると思って、いわばドヤ顔で待っています。そこで「すごいね」「ありがとう」などの声かけをすれば満足しますが、当たり前だと思って何もしないと、子どもはお手伝いをしたつもりでも、ほめられないことを学習するかもしれません。そうした小さな気配りが、就学前の子どもであっても大切です。

社会的妥協

　子どもであっても大人であっても何事も自分の主導権で好きなように
できるわけではありません。ですから、うまくいかなかったとき、勝ち
たかったのに負けたとき、その状態をトラブルにしないで乗り切ること
が社会的妥協です。

　未就学児の場合には、発達状況にもよりますが、まずは「がまんす
る」ことから挑戦して、がまんしたらほめられることを学習します。順
番を待つ、予定された時間まで待つ、映画が始まるまで待つ、これらは
すべて社会的妥協の始まりです。言葉の理解ができるのであれば、「〇
〇まで待っていられたらすごいね！」と実行できたらほめられる予告で
す。もちろんできたらハイタッチでも構いませんからほめておきます。
それを繰り返しているうちに、自然に待つことができるようになること
もありますが、「待つ」という行為が「いつまで」と見通しがつかない
ので難しい場合もあります。

「待つ」という行為に見通しが立たないから嫌がる場合には、著者は砂
時計を使うことが多いです。診察室には各種の砂時計が置いてあり、最
初は1分計から始めます。砂が落ちるのを見ていることが好きな子ども
の場合には、終わったら教えてねと言って「待つ」練習です。3分、5
分と砂時計を替えて練習しますが、アプリで砂時計が出る（時間指定が
できる）ものや、減算タイマーなども使えます。会話に割り込みたいと
いう場合にも砂時計を渡して、砂が落ちたらお話ししようねと話しま
す。こうした練習は、待つことが必要な場でいきなり使うのではなく、
遊び感覚で練習しましょう。

　じゃんけんの勝ち負けがわかるようになったら、診察室でじゃんけん
をして負けたら「まあいいか」を言う練習をします。小学生が多いです
が、未就学児でも理解できる子どもならば練習可能です。10回じゃんけ

んをすることにして始めます。勝ったり負けたりですが、著者も負けたときには「まあいいか」をはっきり言います。始める前に声をそろえて3回「まあいいか」を言う練習をすることもあります。

1回ごとにごほうびをもらう、ほめてもらう方法以外に、トークンエコノミーでがまんをためる「がまん貯金」もお勧めです。未就学児であれば5回、小学生であれば10回、がまん貯金をして好きな食べ物を食べるとか、いっしょにコンビニに出かけるとかがごほうびの例です。トミカやプラレールなどの「物」ではなく、出かけたり食べたりして後に残らないものを勧めています。ヒトは子どもも大人も経験値を参照するので、以前にもらった、ゲットしたものと比べて、今回のほうが安い（つまらない）と感じると、がまん貯金へのモチベーションが下がることがあります。

友だち

発達障害を抱えていると同年代の友だちができにくいことがあります。そのときに無理に友だちを作ろうとするのではなく、いっしょに空間と時間が共有できていればとお話ししています。子ども同士で遊ぶことが難しいようであれば、家族ぐるみでほかの家族とハイキングやバーベキューなど楽しめる場所を作って、大人が見ているところで子ども同士やきょうだいもあわせて遊んだり、飲んだり食べたり、ゲームをしたり、「楽しめる」空間と時間の共有を大人も交えてやってみることがお勧めです。

幼稚園などで、お友だちとペアを組むようなゲームをすることがありますが、その場合には子ども同士で勝手にペアを作るのではなく、大人が設定することを勧めています。何をすればよいのかがわからなくなるひとりぼっちの子どもを作らないことも配慮のひとつです。

就学前にはまだ自分と他人との境界（自他境界）が意識できていない

こともありますし、悪意なく友だちの物に触ったり手を出したりすることがあります。とくにきょうだいがいない場合には家庭内では何にでも触ることができることもあり、所有物を含めた自他境界ができにくいこともあります。集団でのこうしたトラブルの相談を受けたときには、食器やタオルなどに家族それぞれの名前を付けて、それぞれ専用で使うことから、自分のものと他人のものの区別を教えることもあります。

　未就学児から青年期まで、発達障害を抱えた子どもたちの診療のなかで「子どもがうそをつく」という訴えもよく耳にします。うそは事実と異なることを他人に告げることですが、3通りあります。

　いちばん多いのは「回避型」のうそです。ADHDを抱えているとときどき見られますが、叱られるのがいやだから「お手伝いは終わった」と言うことなどが典型です。だいたいすぐばれます。ゲームを1時間の約束で始めたのに残り20分になったことを告げたら、「まだ40分あるよ」と言うパターンもあります。お手伝いについては、叱るよりは「すぐやってくれたらうれしい」のほうがうまくいくことが多いでしょうし、ゲームの場合には「約束が守れないと次のとき困るよ」ではなく、「約束を守って次も楽しくやろうね」と話したほうがやめやすいことをお話ししています。

　2番目は「トラップ型」のうそです。オオカミ少年の話を思い出してください。「オオカミがきた」とうそをついてみんなを集めておもしろがり、本当に来たときには手伝ってもらえなかった話です。発達障害を抱えていると、対人関係や他人の操作は苦手なことが多いので、このタイプのうそは少ないと思います。

　意外に多いのが「夢見型」のうそで、頭のなかに浮かんだことをそのまましゃべってしまう、こうなればいいなという希望的観測を事実のように話してしまうというようなパターンです。叱るのではなく「そうなれば何が起きるかな」と会話を続けているうちに、子ども自身が気づく

ことが多いです。

　いずれにせよ大人の詐欺は「欲望のために」故意に事実と異なることを話したり行ったりするわけですが、たとえ夢見型であっても大人になっていく過程でうそをつくことが増えていくよりは、子どもを支える表現で減らしていくことを目指してくださいとお話ししています。

時間経過の見通し

　未就学児ではまだ時計の時刻を読むことはできない子どもが多いのですが、1日のスケジュールの見通しが立たなかったり、予定されていたスケジュールの急な変更があったりすると混乱することがあります。スケジュールを話して聞かせることもできますが、聞いていなかった、忘れたなどもよくありますので、視覚支援を勧めています。写真、絵カード、読めるようになったらひらがなの文字カードなどを準備して、PECSのマジックテープで並べて留める（終わったものから外す）、百均のホワイトボードにマグネットで貼るなどの方法があります。これらの方法は、たとえば朝起きてから①着替える、②顔を洗う、③朝ごはんを食べる、④歯磨きをする、⑤出かける準備をする、など日常のルーティンワークをこなすときにも使えます。

　スケジュールの変更があったときには、カードなどに赤で印をつけるなど、予定や日常の手順に変更があったことを視覚的にわかるようにします。昨日、今日、明日という時制の理解は、年長児になればできる子どもも増えてきますが、カレンダーを見ながら曜日といっしょにして口に出す（今日は木曜日だね、昨日は水曜日だったね、明日は金曜日だよ）ことがお勧めです。児デイや習い事などが決まった曜日に入っているときには覚えやすいと思います。

第13章　就学まで　215

ヘルプサイン

　発達障害を抱えていてもいなくても、困ったときに助けを求める、あるいは自分が危機に陥っていることを知らせるヘルプサインを使えるようにすることを目指します。口で言うほかに、防犯ブザー（音量の大きいものも出ています）、ホイッスルなども使えます。口から出す練習は実際にしておかないと、いざというときに出ません。過去にいくつかの幼稚園で、ときどき、みんなで声をそろえて言う練習をしていました。

　まずは表の４つですが、それぞれただ口から出して繰り返すだけではなく、状況設定をしてのシミュレーションをすることになります。「誰かに追いかけられているから助けてください」「おなかが痛いので助けてください」「道に迷っているので教えてください」「この駅名の漢字が読めないので教えてください」「お母さんがいなくなって困っています」「おなかがすいて困っています」「いま何時ごろだかわかりません」「駅の場所がわかりません」などです。そのあとに「お願いします」をつけてていねいにします。これらをヘルプが必要ではない状況で練習しておきます。以前に著者がかかわったある幼稚園では、子どもたちが声をそろえてヘルプサインを口に出す練習をしていました。

　ヘルプサインを出すのは、なるべく制服を着た人や、「子ども１１０番」のステッカー（自治体により異なります）のある場所でと話しています。制服がどんなものであるかも話しておく必要があります。

　知らない人に車のなかから声をかけられたりしたときには20ｍ逃げてください。これはステップ総合研究所のホームページ⁽²⁰⁹⁾で知りましたが、それだけで被害は減るそうです。同研究所のホームページには、そのほかにも子どもの安全にかかわる情報が多数掲載されています。

　子どもの迷子対策としては、GPS（Global Positioning System）機器（さまざまなものが出ています）の使用も、知的発達の遅れがあって

迷子になりやすい、衝動性が強くてどこかに行ってしまうなどのために危険があると考えられる場合には勧めています。

数年前に私の診ている子どもで実際にあったことですが、スーパーマーケットに母親といっしょに行っていた5歳女子が、母親がトイレに行っている間、売り場で待っていたそうです。そこにおじさんが近づいてきて、女児に「トイレはど

ヘルプサイン

・助けてください

・教えてください

・困っています

・わかりません

「お願いします」

こか教えてください」と言いました。女児は母親が行っているのでトイレの場所は知っていましたし、つれていってあげようかと考えたりしている間に母親が戻ってきて「どうしたの？」と声をかけました。そうしたらおじさんは逃げるように去っていきました。

この話を診療のときに聞いて、子どもにそういうときには「わかりません」と言うように話しました。これをTwitter（現在のX）に投稿したら「いいね」が500万つきました。言うまでもなく、おじさんは「性加害」目的で近づいてきて個室に連れ込むことを画策していた可能性があります。わが国では子どもたちの性被害への対策はとても遅れています。

第15章でも触れますが、強制性交等罪の不同意年齢もようやく引き上げられたばかりですし、性犯罪の前歴照会のできる日本版DBS（元は英国のDisclosure and Barring Service、前歴開示・前歴者就業制限機構）ですら、ようやく法律が成立しましたが[210]、実施は2026年以降です。対象も学校や幼稚園、放デイ、児デイなどへも広げられましたが、個人経営であったり、個人的な性犯罪の場合には登録されない場合があったりするなど、そして就業制限期間が短い（本来は再犯を考えれば一生）などの課題があります。

全体的にわが国では女性や子どもを守るための法整備は国際的に見ても「発展途上」です。なお未就学児のみならず、ヘルプマークを付けていると、悪意を持つ人からは逆に性加害のターゲットになりやすいという話を警察関係者から聞いたこともあります。ため息が出ますね。

生活習慣

未就学児の生活習慣について簡単に触れます。くわしくは、参考図書[35、72]などをごらんください。トイレ、食事、歯磨き、手洗いなどの清潔操作について触れます。

まずトイレですが、排せつの自立は「急ぎません」。発達障害を抱えていると「失敗」に敏感なことがしばしばあり、うまくできるようになっても一度の失敗から後戻りすることもあります。排尿のコントロールが先になることが多いですが、出るかどうかは別として、便座に座る（取っ手付きの補助便座のほうが排便のときには力を入れやすいです）練習、そのときに足が宙に浮かないように足置き（百均の風呂いすが役に立つことが多いです）を準備します。おむつを外して座らせてみて、うまく出たらラッキーとほめるわけですが、休みの日などに下半身裸のままで、水分を取らせて10分おきにトイレに連れていく方法もあります。この場合にはうまく出なかったり、トイレに行くまでに排尿したりがありますが、それらは失敗と捉えないで「はい次」とスルーしてください。

排便は、まず毎日排便習慣があることがトレーニングの前提です。できれば排便が朝食後とかおおまかな時間が決まっているとやりやすいです。もし便秘傾向で排便が毎日ではなく、排便と食欲が関連する（排便のない日が続くと食欲が低下する）場合には、かかりつけ医と相談してみてください。家では排便できるけれども外では排便できないということもよくあります。無理する必要もないですが、最近では駅やスーパー

にバリアフリートイレ（従来の多機能トイレ）の設置が広がっており、そこを保護者といっしょに利用することで成功することもあります。外出時は不安だからおむつにしてそのなかに排便するということも、習慣獲得までのステップなので問題ありません。排便後のお尻拭きがテーマになることもあります。家庭のトイレは狭くて手伝いにくいので、入浴時に裸のまましゃがみこんで拭くだけの練習を勧めています。和式トイレ対策にもなります。

　昼間のトイレの習慣に問題がなくなっても、夜のおむつを外すことも急ぐことはありません。失敗して親子ともいやな思いをするよりは、小学校に入っても夜はおむつをはいている子は「そこそこいる」ことを知っておいてください。

　食事ですが、遊び食べ、手づかみ食べは子どもたちが通っていく道のひとつです。スプーンやフォークは、大人が使って見せた後で練習しましょう。スプーンを何本か並べて一口ずつ順番に食べる方法もあります。スプーンは、最初は握り持ちになることが多いので、固形物は食べられても液体は難しいです。就学を目指して少しずつ３点持ちの練習をしましょう。介護用の柄の太いスプーンのほうが練習しやすいです。

　偏食もしばしば問題になります。自閉スペクトラム症を抱えていると、こだわりからの偏食は食感に対する感覚過敏も含めてよくありますが、食べられるものだけを食べさせているうちに偏食が増強することも多いです。食べさせようとしてもまず食べてはくれないので、保護者がおいしそうに食べて「おいしいね！」と語りかける繰り返しも勧めています。突然、手を伸ばしてくることもあります。

　幼稚園などの集団生活に入ると、「給食をみんなでいっしょに楽しく」が食事タイムになりますので、偏食が改善することがあります。それでも食べられないものは無理する必要はありません。年齢的なことかもしれませんが、給食による偏食改善の効果は、就学後のほうが大きい

と感じています。

　睡眠も発達障害を抱えているとトラブルになりやすいですが、睡眠ばかりに注目するのではなく、後述のスクリーンタイムの問題や、運動不足が関連することもあります。どうしてもうまく寝つけない場合には、第3章のメラトベルの使用も考えて、かかりつけ医に相談する場合もあります。睡眠が十分にとれているかどうかの目安は、朝すっきり起きられるかどうか、午前中に眠気がないかどうかです。午後は保育所ではお昼寝がありますし、大人でも午後は眠くなることがあります。

　歯磨きは、最初は寝かせた状態で保護者が磨くと思いますが、口のまわりの感覚過敏から子ども用の歯ブラシを受け付けないこともあります。そのときは指で口のなかを回すように触って、まず触られることに慣れるように練習します。歯磨きがなかなかうまくできないこともありますが、やはりう蝕の予防は大切です。乳歯のう蝕は多くの場合、永久歯のう蝕につながります。う蝕がなくても3〜6ヵ月おきの歯科での定期健診と、必要に応じてのフッ化物塗布やシーラント処理も検討してみてください（第12章を参照してください）。

　手を洗う習慣も大切です。水を流す、石鹸（最近はプッシュ式の泡状石鹸が多いです）をつけて手を洗う、水を止める、タオルで手を拭くという一巡の手順は、写真やイラストで示しておくこともできますし、習慣になるまではトークンエコノミーで成功体験を増やす方法もあります。うがいは未就学児では、口腔機能の面からまだできないことも多いです。

スクリーンタイム・ゲーム

　今の子どもたちは生まれながらにまわりにパソコンやスマホのある環境で育つデジタルネイティブです。テレビやスマホ、パソコン、ゲーム機などの画面を見ている時間をスクリーンタイムといいます。とかく長

くなりがちですが、WHO（世界保健機関）では、運動や生活も含めた生活全体のバランスから、2歳未満ではスクリーンタイムは推奨されない、2～4歳ではスクリーンタイムは1日1時間未満を推奨しています[211]。なるほどとは思いますが、現在のわが国の子育て状況ではそう簡単にできることではないくらい、大人も子どももスクリーンタイムは長くなっていると思います。

　発達障害を抱えている子どもたちは、スクリーンタイムの間はおとなしくしていられるなどの理由で、保護者も家事をするとか公共交通機関を使うとかに際してスマホやタブレットパソコンを渡している姿をよく見かけます。この使い方はそれに注目させることで保護者の負担は減りますが、渡したスマホなどを子どもから取り返すことは簡単ではありません。絵本でも見ていてくれればと考えられるかもしれませんが、そんなに簡単ではありません。

　SIMカードが入っていなければ通信機能がないので大丈夫と考えるかもしれませんが、ゲームやダウンロードしたYouTube動画は無制限に繰り返して見ます。幼稚園児でもゲームをするためなら親の目を盗んでの早起きもあります。どうすればよいかについての明確な答えや社会的合意はありません。未就学児の場合には何といってもまずスマホで、あとはゲーム機でのゲームとタブレットの使用が多いと思います。

　スマホでゲームをしたりYouTube動画を見る経験をした子どもはまた欲しがりますし、手に入らなければ暴れたり叫んだり食事を拒否したりします。この状況を前出のABC分析で考えてみましょう。A：遊んだことのあるスマホを使いたいが保護者が渡さない、B：欲しがって暴れる、C：仕方なく保護者が渡して子どもは遊んでいる、という流れです。もちろんCを変えたいわけですが、Aの過去の経験は消せませんし、である以上Bは起きますし、Cを変えるためには何があっても泣きつかれて眠るまで待つということでしょうか。ABC分析には全体とし

第13章　就学まで　221

ての環境を変えるということも含まれます。まずは子どもの視野にスマホがないという状況を作ってみましょう。視野に入っていなければ、Ａ：いくら言葉で欲しがっても、Ｂ：目の前にないので「ご飯の後で」「今日の分は終わったからまた明日」という反応をして、Ｃ：暴れずに別のことをするというパターンもあります。

　保護者が子どもの目の前でしじゅうスマホを使い、ゲームをしたり、YouTube動画を見たりしている姿を見せているのに、子どもには禁止しようとしてもうまくいきません。スマホを見ながら時間つぶしをしている姿を見せることは論外です。メールチェックや仕事がらみのことがあってスマホを見ざるを得ないことがあるかもしれませんが、最低限にして、使い終わったスマホは子どもの視野に入らない、手の届かないところに保管してくださいとお話ししています。

　手の届かない高い棚の上に置いておいたら、子どもがいすなどを使って奪い取り、降りるときに転んでけがをしたという話も聞きました。置き場所はよく考えてみてください。またパスコードでロックしてあるから大丈夫と考えても、パスコードはちらっと見た瞬間に覚えることも多いですし、でたらめに数字を押されてスマホ自体にロックがかかり、初期化せざるを得ないこともあります。

　就学時以降は第14章で説明するように自分で考えて自己コントロールとあわせて使い方を覚えていくことが必要ですが、未就学児の場合、多くは自己コントロールや約束で何とかしようとするのは難しいことが多いです。

　ただ医療機関などの待ち時間や、公共交通機関を利用するときにスマホを持たせておとなしくさせることは、受診や公共交通機関ではおとなしくするということを学習する面では意味があるかもしれません。この場合には、必要な場面だけ使えること、そこでがまんできたら同じような機会にまた使うチャンスがあること（守れたら夕食の後に触る時間を

砂時計などで指定して使わせることもあります）を伝えます。

　未就学児に対するスクリーンタイムは、保護者がどのように考えて行動し、子どもに接するかによって大きく変わります。Cを変える役割は多くの場合、保護者です。

みなさんに伝えたいこと

　ピグマリオン（Pygmalion）効果という言葉があります。心理学の世界で使われる言葉ですが、その昔、ギリシャのキプロスにピグマリオン王がいて、頭のなかで思い描いていた理想の女性の彫刻を作らせたところ、それに恋をして何とか生身の人間にならないかと願っていたら、女神が彫刻に命を吹き込んだという話です。願い続ければかなうことがあるということですが、米国のローゼンタール（Rosenthal）が1964年に行った実験、あらかじめ知能が高いと教えた（事実ではない）子どもの学力が上昇したという心理学実験から知られるようになりました。方法論を含めて問題点の多い論文なので参考文献には挙げませんが、言い換えれば他者から期待されていると、期待に沿った成果を出す傾向があるということになります。

　不適切な行動があったときに、できない子どもだからとして叱り続けるのか、できるようになると信じて方策を考え、できるようになる過程からほめるのか、それによって結果が変わりうることは誰にも予想できることだと思います。未就学児の対応でも同じではなく、困難を抱えて先の見えない未就学児の場合に、より考えておかなければならないことかもしれません。

　初診で子どもを診る場合でも、その後に継続して診続ける場合でも、できる可能性のあることはできると考えて保護者にも伝え、ときにはその練習をすることもあります。再診時でも「できるようになっていればいいな」と考えながら行動観察などをしています。もちろんすべてうま

くいくわけではありませんが、「うまくいかないかな」と疑問を持ちながら対応するよりも、たんに気持ちの問題かもしれませんが、積極的になれる気もします。方法論を含めて保護者にそうしたことを伝えていくことが、これまでも著者にとっては基本のひとつでした。

　厚生労働省などでは、少人数で保護者に行動について教えたり、ロールプレイをしたりするペアレント・トレーニングを推奨しており[212]、そのなかには相談者であるペアレント・メンターについても触れられています。5～10回のコースで行われており、10年以上前に著者もお手伝いしたことがあります。しかし、子どもたち一人ひとり抱えている困難も家庭背景も異なっており、個人情報が飛び交っていたこともあって、お手伝いはやめました。以後は一人ひとりの子どもやその家族、関係者への対応を中心にしています。もし、実施してみたい場合には細かいところまで記述している上野良樹氏の参考書籍[213]をごらんください。

第14章
就学〜小学校〜中学校
（義務教育の期間）

　この期間に大切なことは、知識欲、自尊感情、自己コントロール能力、生活能力を育てるとともに、将来に向かって何をしたいか漠然とでも考えていく時期になります。もちろん小学校1年生で将来「ケーキ屋さん」になりたいと言ったとしても、そのとおりにはおそらくなりません。しかしケーキ屋さんになるために、どんなケーキがあるかをいっしょに調べたり、簡単なケーキなどをいっしょに作っていったりすることならできます。「そんなの無理だよ」ではなくて、いっしょに楽しんでいるうちに、たとえば、今度は野菜に興味を持ってベランダ栽培を始めるかもしれません。子どもにいろいろやらせてみて、もっと知りたいという知識欲を育てることも自尊感情の育成には役立ちます。

　学習をはじめとして、うまくいかないことがあっても、できることを増やしていくことが子どもの学習に対する「わくわく感」「達成感」の獲得につながります。この時期には自分で考えて行動する、すなわち自己コントロールの能力も身に付けていく時期です。与えられた課題をただこなすだけではなく、どうこなすかを考えることで、課題のこなし方も変わってくると思います。著者は学習指導要領（学校での教科内容）だけにこだわる必要はないと考えています。何が好きになるかは、その時点の生活のなかだけで判断するのではなく、いろいろなものを体験することによって、自分の世界が広がりますし、まわりもそのためのサポートができればと考えています。

　知的発達の遅れ（知的障害・知的発達症）を抱えている場合には、第

13章の未就学児の課題で取り残しがあるかもしれません。その場合でも焦ることなく、少しずつできなかった課題に、子どもが「快」のイメージを持って挑戦することで、「できる」が増えていくと思います。できないことをあきらめるのではなく、10年後、20年後に向けてゆっくりとでも増やせることを願っています。

ライフスキルトレーニング（LST）

　未就学児の場合に、LSTはコミュニケーションと生活習慣の２軸が中心でしたが、就学後は学習と運動の２軸が加わります[74]。もちろんコミュニケーション課題も対人かかわりの広がりもあって、音声言語（聞く、話す）だけではなく、文字言語（読む、書く）も加わってきます。それが学習課題の広がりにもつながっています。発達性学習症を抱えている場合の配慮については第６章にまとめました。ライフスキルトレーニングは「できない」を責めることではなく、「できる」を増やし、自尊感情、自己肯定感を高めることが目的です。そのステップをいかに「いやな気持ち」にならずに行っていくかだと考えています。

　家庭や学校を含む生活では初めにも書いたように、言われて行動するのではなく、自分で考えて行動することが求められてきます。学校生活でうまくいかないときにどう考えるのか、モンズースー氏の参考図書[214]もごらんください。子どもといっしょに読むこともお勧めです。「障害」という表現を使わないで「困りごと」という表現でまとめてあります。

　発達性学習症があったり、知的発達症があったりすると困難な面へのサポートが必要になりますが、学習の軸は、できないことをできるようにするだけではなく、できることを「もっと伸ばす」ことです。学習指導要領に基づいた教育では、小学校２年生に、いくらできるからといっても４年生の算数はやらせてくれません。ICTの利用によってそれはす

でに可能にはなっていますので、実際に行うことができるかは今後の教育行政を含めた課題です。もちろん学校外で学びを進めることもあります。著者が診ている不登校状態の子どもたちのなかには、特定領域は学年を越えてはるか先にたどり着いている子もいます。

運動の軸は学校の体育のほかに、小学校高学年〜中学校では選択すれば部活動もありますし、地域でのスポーツ活動もあります。発達性協調運動症に対しては、対応している放デイも増えてきています。体育の時間があるので重視されていないこともありますが、体を動かすことは食事や睡眠を含めた生活リズムを安定させるためにも必要です。

ほめる・叱る

ほめるは「快」の感情の共有が狙いです。ですから言語的なほめ言葉や非言語的なハイタッチ、親指を立てるグーサイン、笑顔なども使いますが、小中学生になるとほめ方も少し変わってきます。面と向かってほめられてうれしそうな顔をする中学生も少ないかもしれませんが、直接ほめ言葉を出すよりも「〇〇してくれてママうれしかった」「〇〇さんがあなたのことすごいって言っていたよ！」などのように間接的な表現でほめることもあります。子どもの照れくささを回避する方法でもあります。

ほめる代わりに、子どもが見たがる、やりたがるYouTube動画視聴やゲームをするためのチケットを発行することもありました。家庭でのお手伝いにも使える方法ですが、「すごいね」とほめて、たとえば5分券を渡し、30分たまったら「さあゲームをどうぞ」という方法です。

叱ることは、その行動や状況が許容範囲を超えているということを言葉で伝えて、基本的にはその後どうするかは自分で考えさせることを勧めています。感情をぶつける「怒る」「キレる」は極力避けたいです。叱ることではなくて、自分の気持ちをぶつけるために子どもにとっては

NGワードの代表例

```
どうせ
だから
やっぱり
もっと
ちゃんと
しっかり
がんばって
```

不快な言葉を使うこともあります。そうした言葉をまとめてNG（no good）ワードと呼んでいます。表に示しました。

「どうせできないんでしょ」「だから言ったじゃない」「やっぱり無理だったね」という3つから始めてみましょう。この3つは「失敗の予告」「予想されたのにケアしなかった結果」「期待していなかった告白」ということです。大人はつい口にしてしまった言葉かもしれませんが、この言葉によって子どもが行動を変えよう、やめておこうと考える可能性は低いと感じています。大人の「負け惜しみ」のようなものかもしれません。

「もっと勉強しなさい」「ちゃんと見直しなさい」「しっかり練習しなさい」という表現も日常生活、とくに学校現場ではよく出てくる表現です。「もっと」ではなく「1時間」、「ちゃんと」ではなく、「終わったらもう一度」、「しっかり」ではなく「3回続けて跳べるまで」など具体的に指示を出すことが必要なのに、「強調した」というアリバイ工作のようなNGワードです。それによって子どもの行動が変わる可能性は少ないと思います。

「がんばって」も日常よく耳にしますが、何をどう具体的に行動するのかがわかりません。口にする大人の「言ったよ」というだけのことです。30年以上前に米国の学会に出席した後の会食で、たまたま大学の陸上部のコーチをしている（本業は医師ですが）方とお話ししたことがあります。100mの競走の前に何と声をかけるか聞いてみたら、一言「relax!」でした。わが国では「がんばって」が多いですが、何かに臨んで緊張している子どもに「リラックス」と声をかけたいと思いました。

表には挙げていませんが、著者が社会生活上の困難や障害を抱える子どもたちにかかわる生活をしてきて、究極のNGワードだと考えているのは、「長い目で見守りましょう」「温かく接してください」のような表現です。現実にそうした言葉が飛び交っているところを見たことがありますが、「長い目で見ましょう」ということは、具体的な対応策が提案できませんという「自白」ですし、「温かく接してください」は、ここまでの接し方のどこをどう変えたほうがよいのかの具体性がありません。口にしたほうはさも「思いやり」があることを装って「中身のない」発言をしているだけです。そうした言葉を口にする人、施設は信用しなくてよいと著者は考えています。これまで、どう具体的に対応し、どうそれを理解、共有できるようにするかを考え続けてきたわけですから。

合理的配慮

学校でのみんなといっしょにという同調圧力、みんなでいっしょにがんばったからできたという予定調和の世界は、発達障害を抱えているとつらいことが多い世界でもあります。とくにみんなといっしょにということや、できることよりはできないことに注目されて努力を強要されることから不登校になる場合もあります。第11章でもお話ししたように、「安心」「安全」が確保されていなければありうる選択です。

合理的配慮は障害者差別解消法[12]の改正により2024年4月から義務化されました。しかし学校現場では、いまだに「この子だけへの特別な配慮はできない」「たとえ学校で配慮したとしても社会では配慮してくれないのでがまんすべき」などの主張が見られることがあります。合理的配慮は困ってからするのではなく、困りそうなときに始めるものですし、小学校で受けた配慮は中学校に、中学校で受けた配慮は高校受験、高校生活に、高校で受けた配慮は専門学校や大学・職場へと引き継

がれていくものです。

　学校では運動会や遠足、社会科見学、林間学校や修学旅行などイベントが多く、子どもたちはどれにも参加することが求められています。しかし、通常の学校生活と異なる非日常のイベントが苦手な子どもたちもいますし、運動会の練習で時間割が不規則になることが苦手であるとか、修学旅行でほかの子どもたちといっしょの班でもひとりぼっちになるかもしれないと不安を抱える場合もあります。

　子どもによってはこうした学校行事はいわば「公開処刑」でさらし者、笑いものになるだけなので、参加したくないと強く訴える子どももいます。

　そうした場合を含めて、参加するかどうか悩んでいる保護者には、ここで参加することが「この子の20〜30年後の人生に役立つ」と考えられるのであれば、参加をしてみたらとお話ししています。実際には役立つことはまずないので、「無理をしないでください」というメッセージを出しているわけですが、学校からは「それは配慮ではない」と予定調和に反するので嫌がられたこともありました。

　合理的配慮のひとつは視力の問題があるときのメガネの使用ですが、メガネについて「もう慣れたでしょうから外しなさい」とも「メガネをかけなくてもよい生活習慣を身に付けましょう」とも言われません。自閉スペクトラム症、ADHD、発達性学習症、発達性協調運動症、第2部でこれらに対する合理的配慮についてはお話ししました。

　学校での困りごとへの合理的配慮に、作業療法士や言語聴覚士が参加する試みを岐阜県飛騨市が始めています[215]。一部ですが大阪市でも導入されているようです。発達性協調運動症や発達性言語症などをはじめとして、適切な介入につながるすばらしい試みだと感じました。

　合理的配慮について、学校のほうから「手厚く見ているので大丈夫です」と言われることがあります。おもに特別支援学級に在籍している子

どもたちですが、「手厚く見る」という言葉の裏側に、「とりあえずできることをさせておいて落ち着かせる」という意図が見える場合もあります。そうすると、なぞりや点つなぎなどの単純な作業課題を子どもが1人でしていることになりがちで、できないことをできるようにして学習を進めるという対応にはなっていない場合もあることを、学校に介入してみて感じたこともあります。たんに楽をさせて時間を過ごすことが合理的配慮ではありません。

学校と協議して合理的配慮の願いをして、いざそれを実行しようとすると、うまくいかない場合もあります。「黒板の撮影を許可してください」「テストの解答にChromebookを使わせてください」などようやく学校の協力を取り付けても、子どもに「自分だけ違うことをするのはいやだ」と拒否される場合があります[216]。小学校3〜4年生に多く、これは小学校低学年での同調圧力にさらされたために「まわりと同じでなければ」という観念にとらわれていると考えられますが、小学校高学年以上になると困りごとの解決を子どもたちも優先することが多くなりますので、拒否反応は減ります。

ICTについて

子どもたちはデジタルネイティブですから、ICT機器への親和性が高いです。著者もICT機器を使わない日はありませんし、手近な紙にペンでメモをすることはあっても、手書きで文章を書くのはお礼状を書くときくらいです。ですから小学生、中学生はGIGAスクール構想で学校でもICT機器に触れると思いますが、それ以外の時間でも触れる機会があれば使ってみることを勧めています。

現時点では表計算ソフト（Excelなど）の使い方に習熟することを勧めていますし、Microsoft Office Specialist（MOS：MicrosoftのExcel、Word、PowerPointなどの習熟を示す資格）のなかではExcel

を勧めており、中学生で取得した子どももいます。表計算ソフトやその他のソフトの使い方は著者のYouTube動画[(217)]もごらんください。

　書籍や音楽に著作権があることを知っている人は多いと思いますが、インターネット上で入手できる情報（イラストや写真を含む）にも基本的には著作権があることは、意外に知られていません。勝手に使用して高額の賠償金を請求される事態も、それこそ学級新聞のレベルでも出てきています。著作権を気にしなくてよいのは「著作権フリー素材」と明記してあるもののみです。無料使用が可能となっていても商業的利用や同時に多くの素材を利用することは禁止されている場合も多いです。著作権の設定期間は製作者の製作後の生存期間＋70年となっています。YouTube動画を製作する子どもたちも増えてきていますが、折に触れて著作権の話はしています。

　人工知能（AI）についてはこれまでにも触れてきましたが、以前はレポートなどでWikipedia（インターネット上の辞書のようなもの。特定の人が編集するのではなく、多くの人が編集に参加するので、しばしば偽情報も含まれます）の丸写しが問題になっていましたが、最近では夏休みの宿題の読書感想文をAIに答えさせて作るということも、知り合いの教員との話では話題になっているそうです。実際に読まないで、あるいはAudibleなどで聞かないでAIでこれをすることは問題があるようにも感じますが、感想を述べることが苦手な、たとえば自閉スペクトラム症を抱えた子どもたちが課題に苦しまないで使うことについては、時期尚早かもしれませんが、議論の対象にしてみても構わないのではと考えています。

　AIはこの数年を見ても飛躍的に進歩していますし、それは今後も続いていくと思います。どのようにAIと付き合っていくかという議論自体も、現在と10年後では質が変わるように感じています。

スマホとゲーム

ICT機器の利用ではありますが、この章では、スマホとゲームには大人を含めて「依存」の問題もあり、分けて取り上げることにしました。スマホは多くの子どもたちにとって生まれたときからまわりにあって目にしているものですし、多くの大人たちにとっては生活に欠かせない道具になっていると思います。

大人にとって欠かせないものである以上、子どもにとっても、いずれは欠かせなくなるものになるでしょうし、それをいつ子どもに渡すかという議論もよく耳にします。著者は小学生のときから使っても問題はないと考えていますが、それは、約束事は早い時期のほうがいっしょに守ることのできるルールを考えやすいこと、遅くなればまわりの子どもたちのルールに流されてしまいかねないことによります。学校などへのスマホの持ち込みについては竹内和雄氏の参考図書[218]をごらんください。

第13章でもお話ししたように、大人がどのような使い方をしているかが、子どもの使い方に跳ね返ります。大人は自由に使い、子どもには制限をかけようとしてもなかなかうまくはいきません。スマホを使うときのルールとして診療室で相談されたときに伝えていることを次ページで表にしました。

スマホの貸し借りはトラブルの元です。いたずらのつもりでも結果として悪意のあるSNS送信などは簡単に起きますし、意外に大きなトラブルになることもあります。過去には友だちのスマホを使って着替えを盗撮し、それをLINEで流して警察に通報された事案を警察の方からうかがったこともあります。

写真の位置情報を消すことは大切です。一般的に写真には撮影情報として撮影日時、撮影場所（調べるつもりになれば誤差10mくらいまで判

第14章　就学〜小学校〜中学校（義務教育の期間）　233

スマホ利用の原則

- スマホの貸し借りはしない
- 写真の位置情報は消す
- 自撮り写真は送らない
- 知らない人からの着信は出ない
- 実際に会ったことがない人とのSNSはしない
- ベッドのなかでスマホを見ることはしない
- 課金をしない（ガチャをしない）

明）が記録されています。SNSに上げた写真から情報を読み取られて自宅がわかり、ストーカー行為をされることもありますし、それが10年後ということもあり得ます。写真の位置情報は、ホーム画面から「設定」の「プライバシーとセキュリティ」（または「プライバシー」）にて「位置情報サービス」をオフ、または「カメラ」の「しない」（または「なし」「許可しない」）にチェックを入れてください。自分がどこにいるかを自分が知るためにGPSを使うときにはオンに変えてください。

　男子から自分の胸の写真を送るようにしつこくLINEが来て困った話を女子中学生に聞いたことがありますが、裸は論外としても自撮り写真は位置、撮影時間などの情報がわかれば、ひとりになったときに性被害を受けるリスクもあります。

　著者もスマホを使っていますが、連絡が必要な人は登録してありますので、未登録の番号、すなわち知らない人からの着信に出ることはありません。あらかじめメールなどで、電話で話すことが必要な場合にのみ電話番号を教えています。

　著者はX（旧Twitter）やFacebookなどのSNSも使っています。これらは誰でも見ることができますが（Facebookのグループメールはグ

234　第4部　年齢と対応

ループ内だけ）、知らない人からのメッセージに応えることはありませんし、LINEはそもそも親しい人としかつなげていません。

　寝るときもスマホを離さない人もいますが、寝る直前までスマホを見ていると寝つきが悪くなることもあり、寝室にはスマホを持ち込まないことを勧めています。スマホゲームの課金については保護者のスマホでしていると、しばしばクレジットカードが紐づけされているので問題になります。紐づけされていない子ども自身のスマホであればリスクは少なくなります。

　ゲームはスマホで行うこともありますし、専用のゲーム機やiPad、パソコンなどですることもあります。ゲーム制作会社の友人がいますが、どうやってやめにくくするか（もっとやりたくなるか）を考えながら作っているそうです。大人もゲームにはまっている人は多いですし、新作ゲームの発売日には大人のほうが多く並んでいます。家庭のなかでも大人がどのようにゲームをしているかが、子どものゲームへの執着にも影響します。ソファに寝転んでずっとゲームをしている保護者を見ながら育った子どもにゲームの制限をするのは難しいと思います。

　長時間、昼夜逆転になりやすいゲームには、複数で参加するオンラインゲームがあります。１人でも参加できますがチャット（文字や音声による会話）をしながら複数でしていると、途中で自分だけ抜けにくいこともあって長時間になりがち、そして朝起きられなくて学校に行けないということもあります。３日間程度離れていてもすぐに元に戻ります。２週間以上離れていると離脱できることもあるようです。吉川徹氏の参考図書[219]もごらんください。

　ゲームには負の面ばかりではありません。読みの苦手さがあっても、攻略本から読み取り能力の上がる子もいますし、ゲーム自体を創作したり、ゲームにコードを書き加えて機能を変えたり、いろいろあります。ゲームの実況場面やコードの追加方法などのYouTube動画を小学生で

も作っている子どもはいます。することがないから、退屈したからゲーム「でも」しよう。この「でも」ゲームは、体を動かすとか本を読むとか別の活動をしましょうねとお話ししています。

最近いくつかの鉄道会社で始まっているサービスですが、自動改札の出入りで専用のICカードやスマホを改札機などにかざすと、保護者にどこをいつ通過したかをメールで知らせてくれます。多くは有料ではありますが、１人で出かけることが多い場合や、電車が遅れているニュースがあったときに改札口を通過したかどうかの確認もできます。専用のICカードの場合には、別にGPSを持たせることを勧めています。スマホでできる場合にはGPS機能がありますので、追加は必要ありません。

国語について

国語については、発達性学習症の場合には読み書きでつまずくことが多いですが、自閉スペクトラム症などを抱えていると読み取りで苦労することもあります。単語の語彙は増えても、相手の気持ちなどを聞かれると答えられないことがあります。たとえば「大きなかぶ」という話のなかで、最後に手伝ったのは誰（答え：ねずみ）には即答できても、抜けたとき「おじいさんはどんな気持ちだった？」に答えられないというようなことです。感情の類推が苦手なので、説明文（ゲームの攻略本などはまさにこれ）は得意でも、感情の理解が入る物語文は苦手ということもよくあります。

また日本語にはしばしば「暗黙の省略」とでも呼びたいようなこともあります。たとえば「りんごが３個でみかんが５個、全部で何個でしょう」という問題に答えられなかった子どもが、「リンゴが３個でみかんが５個、りんごとみかん全部で何個でしょう」だと答えられたりします。２回目の「りんごとみかん」が暗黙の省略になります。日常生活でもよくあることですし、物語文でもしばしば見られます。間違いをただ

指摘するよりも、どこがわからなかったかを子どもといっしょに探して対応を考えてみましょう。

　教科書の漢字を覚えるのが苦手でも、鉄道好きなら駅名から入る手もあります。首都圏の山手線だけでも50以上の漢字が出てきます。路線図から覚える子もいますので、休みの日などに実際にその駅に行ってみて駅前探検をすれば、国語だけではなく興味の対象が広がります。なお漢字は読むことが大切で、書くことは、現在では大人になればそれほど必要がなくなります。学校では「読みと書き」をセットで教えて繰り返し書かせるので、発達性学習症をはじめとして書きの苦手な子どもたちが文字嫌いになることもあります。新しく出てきた漢字を5回書く練習は、2回で覚える子にはあとの3回は無駄、5回書いても覚えない子にはその方法論が間違っていることもあります。

　作文が苦手な場合には「いつ：when」「どこ：where」「だれ：who」「なに：what」「なぜ：why」に分けて練習しましょう。「ぼくは約束をしていたので（why）、昨日（when）お父さんと（who）動物園に（where）行きました（what）」これに楽しかったという感想がつけばhowになります。この5W1Hは文章だけではなく会話でも意識する必要がありますが、最初の5Wを書いておいて（紙ではなくICTでも構いません）そこに書きこむことで文章を作ることができます。

　知的障害を抱えて漢字の習得が難しい場合もあります。学習指導要領に沿った漢字を覚えることはできるかもしれませんが、著者は『日本で働く方のためのイラストで学ぶ！安全衛生漢字ドリル』[220]を少しずつでも学習することを勧めています。安全をはじめとしてたった22の漢字の練習ですが、日常生活で危険を避けるために必要な言葉が詰まっています。

算数について

　算数については数の概念（大小、多少、長短など）や、順序数から概念数（数字と実体物の数の一致）など、最初のところでつまずくと算数嫌いになってしまうこともあります。理解を進めるために監修した書籍[142]も参考にしてみてください。

　大人になって日々使う算数は時計とお金だと思います。たとえば駅の列車表示の時刻はデジタルで、現在の時刻はアナログで表示されていることが多いので、時計はアナログとデジタル両方読めるようになる必要があります。アナログの時計は、ある程度時計が理解できるようになってきたら、時計スタンプ（第4章イラスト1）を使って、時計に表示されている時刻を自分で書き込んで確認する練習を勧めています。時間については時計ではなく、数直線を書いて、10分前、20分後などの練習をします（第6章イラスト3）[132、142]。

　金銭については、わが国では10進法ですが、硬貨も紙幣も5の単位（5円、50円、500円、5000円）があります。たとえば8円の場合、1円玉8枚なら楽なのですが、5円玉1枚と1円玉3枚のことが多いと思います。そろばんには5の球がありますので、それを使って練習する方法もあります。

　かけ算九九でしばしば見られるのが、第6章でも取り上げた4 7問題です。音が似ているので、数字をイメージせずに口調だけで覚えていると、実際の計算で間違えることがあります。4 4 16のあとに「よんかけるよんは16」とシをヨンと読み替えて式にして確認します。意外に多い間違いですが、ここでつまずいていると割り算が理解すらできなくなることがあります。ADHDを抱えている子どもをはじめとして何人か九九がうまくいかない子どもを診たことがあります。

クールダウン・切り替え

　発達障害を抱えていると、興奮するなどテンションが上がったり、いやなことを言われてキレそうになったりなどのときに、気持ちを切り替えることが求められますが、それが苦手な子どもがいます。そのために注意されたり叱られたり、周囲から無視されたりすることもあります。

　小学校高学年の子どもで、悪口を言われてカッとなり目の前にあったいすを蹴ったら、向こう側にいた子どもに当たって骨折したという事件が以前にありました。その子は「そんなことしちゃだめ」、「まわりをよく見て」と叱られましたが、それによって今後も同じ行動が起きないということではありません。ABC分析に戻って、悪口を言われるAは変わらなくても、気持ちを切り替えることによって、いすを蹴るBを変え、結果として叱られたCも変えるということです。

　ですから、気持ちのクールダウンをして落ち着いて、自分の気持ちを自分でコントロールできる方法を、小中学生の時期から身に付けていくことをお勧めしています。それができるようになるためには練習が必要です。小学生から中学生まで年齢の幅が広いので、やり方はいろいろありますが、基本は「自分の体に触りながら」「時間を稼いで」落ち着くことです。頭のなかでいくら「落ち着け」と叫んでみても、簡単には落ち着きませんし、体に触ることで「落ち着くこと」を意識しやすくなりますので、カウントしながら時間を稼ぐことが必要です。

　小学校低学年では、まずがまんのポーズ（イラスト8）です。両手を胸の前で交差させて頭のなかでゆっくりと10まで数えます。

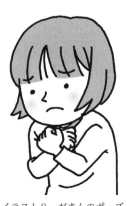

イラスト8　がまんのポーズ

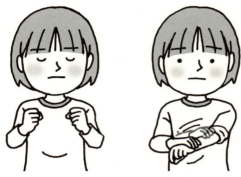
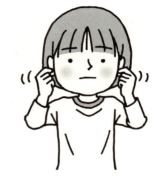

イラスト9　こぶしぎゅー、腕すりすり、耳たぶもみもみ

　まわりも「がまんのポーズ」をして落ち着くところを見たら、「すごいね」と声かけができますし、それによってまた次も切り替えることができるようになってきます。この後のポーズも同じですが、切り替えるタイミングで突然するのではなく、何もないときに動作とカウントの練習をします。診察室でも子どもにしてもらったり、著者がやって見せたりしています。

　もう少し年齢が上がってきたら、こぶしぎゅー、腕すりすり、耳たぶもみもみなども入ってきます（イラスト9）。こぶしぎゅーは両手を握って力を入れて目を閉じて10カウントです。目を閉じることによって集中しやすくなりますが、目の前でこの動作をされると怖いかもしれません。ただ、切り替え練習としては手に力を入れるステップに効果があるので、初めのうちは練習してみる価値があると思います。

　最近では小学生から青年期まで、腕すりすり、耳たぶもみもみが多いです。腕すりすりは袖の上からでも構いませんからゆっくりと10回、手のひらで反対側の腕を包み込むようにこすり、終わったら反対側の手でもやってみます。耳たぶもみもみは親指と人差し指で耳たぶをゆっくり10回もみもみしてクールダウンします。まだまだと思ったら、反対側ももみもみします。最初から両手で両方の耳たぶに触る子もいます。その

ほかにも背中や太ももを手のひらで5〜10回ゆっくりたたくなどいろいろな方法があります。自分に合った方法を見つけましょうとお話ししています。

性の問題と性教育

世界では、身体的な面だけではなく「人権や多様性」の理解を進める、包括的な性教育への流れになっています。まさに性教育は人権教育です。以前は「教えると性交渉をしたくなるので教えない」という、いわば「寝た子を起こさない」理論がまかり通っていましたが、今では「子どもは起きている」「子どもが適切な知識を得て大人になる」ことが大切であるという認識が、ようやく文部科学省[221]でもなされるようになってきました。

東京都では2003年の七生養護学校事件以来、性教育については後退の状況になり、2010年代後半からまた取り組みが始まりました[222]。七生養護学校事件については前著[50]をごらんください。

性教育は人権教育ではありますが、性には「生殖」という面があり、それに触れざるを得ないのですが、現在の文部科学省の中学校の学習指導要領では、性感染症には触れていますが、性交、避妊、人工妊娠中絶については触れないといういわゆる「歯止め規定」があります。これについては、文科省初等中等教育局長が2020年に「歯止め規定そのものは、決して教えてはならないというものではなくて、全ての子供に共通に指導するべき事項ではない、ただし、学校において必要があると判断する場合に指導したり、あるいは個々の生徒に対応して教えるということはできるものでございます」と答弁しています[223]。

しかし学校現場ではまだまだ踏み込めていないところが多いですし、知識不足による問題も起きています。第12章の思春期相談をしているころ、中高生の妊娠についての相談を、多くは養護教諭経由で受けていま

した。なかには性交（その具体的な意味がわかっていなかった）すれば妊娠するかもしれないし、妊娠すれば月経（生理）が止まるということすら知らない子どももいました。小学校では月経教育が始まりますが、強いストレスで月経が止まることは教えても、妊娠で月経は止まることは、性交の話題に触れなければいけないので事実上無理です。

著者は公務員時代にそうした現状を考えて、性交、妊娠、避妊、性感染症を含む中学生向けの「しない勇気・ことわる勇気」のリーフレットを作り、解説の音声付きPowerPointファイルとともに全中学校に配布しました（内容は参考図書[224]をごらんください）。その後、著者の退職などもあり、その試みは止まりました。

性教育についての書籍は最近数多く出ていますが、著者は女子には『アスピーガールの心と体を守る性のルール』[225]（この著者は当事者でもあります）、男子には『マンガでわかるオトコの子の「性」』[226]を薦めています。また女子の場合には『わたしのおんなの子ノート』[227]に健康記録などをつけることもできますし、月経については参考YouTube動画[228]で公開しています。

自慰は男子にとって精通が始まった後には、性的欲求が高まれば行うことになりますが、「何回しても問題はないけれど、人の見ているところではしないこと」を伝えています。しかし診察中でもズボンのなかに手を入れようとする動作を見かけることがあり、その場合には「やめなさい」ではなく「ここはどこだったかな」と話して間接的に止めるようにしています。また自慰のときに壁や布団に陰茎をこすりつけてするのではなく、親指と人差し指で〇を作って、そのなかで陰茎を動かして行うやり方を勧めています。こすりつけ型は将来の性機能障害につながる場合があります。

女子の場合も相談されることはありますが、爪を切って手を洗って清潔な状態でしてくださいとお話ししています。こういった自慰などの話

が気軽にできる診察室でありたいと考えてきました。

　発達障害を抱えていると、しばしば対人距離感が物理的に近くなりやすく、そのために性被害が起きることもありますし、あの子は自分のことを好きに違いないなどの思い込みからの、結果としての性加害の相談を受けることもあります。

　軽度の知的障害を合併した自閉スペクトラム症の男子が電車に乗ると、とくに触ろうとか何かをしようとかの意図はないのですが、すいている電車のなかで、つり革につかまっている若い女性を見ると、蝶が花に吸い寄せられるように近寄ってしまい、10cmくらいの距離まで近づいて駅員に通報され、駅から著者に連絡がきたこともあります。近づくときに50cmまで来たらあやしいと思い、30cmだと「誰か来て」になり、10cmになると「駅員さん」「お巡りさん」になります。

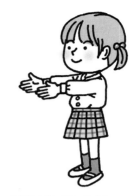

イラスト10　前へならえ

　これは好意を持つなどして他人との心理的な距離感が近くなっても、一般的には学校を含めた公共の場では一定の物理的距離感を保つことができればトラブルにはならないのですが、発達障害を抱えていると「心理的距離感」と「物理的距離感」の使い分けができないためのトラブルもあります。この場合には「物理的距離」を取るための練習を診察室でもします。

　後ろから近づく場合には、両手を前に出して「前へならえ」の練習をしてその距離から近づかない（イラスト10）。向かい合ったときにはおたがいに手を伸ばした距離でも構わないのですが、いすに座って肘を体に付けて手のひらを相手に向ける、相手も同じようにして手のひら同士が合わさった距離からは近づかない（イラスト11）練習もします。具体

第14章　就学〜小学校〜中学校（義務教育の期間）　243

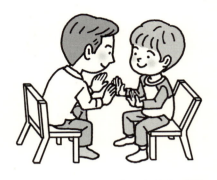

イラスト11　手のひら同士が近づかない練習

的に距離を確認しながら練習します。

　2020年に厚生労働省は、「公衆浴場における衛生等管理要領等」で「おおむね10歳以上の男女を混浴させないこと」としていた年齢制限を、「おおむね7歳以上」に引き下げましたが、この年齢は都道府県で異なりますし、家庭に当てはまるわけでもありません。

　小学生の男子がいる母親から、「いつまでおふろにいっしょに入っていてもいいですか？」という質問を受けることがあります。知的障害の合併などの要素も絡んでくるので難しいですが、10歳までには1人で入る、あるいは父親など同性と入るようにしましょうと伝えています。とくに子どもの視線が母親の胸やお尻に向かうことが多いなと感じたら、子どもをあおることになりかねないので、必要であれば着衣で介助をしてくださいとお話ししています。

　小中学生の時期にはあまり問題になることは多くはないと思いますが、性指向や性自認については次の章でお話しします。

第15章
思春期から成人へ

　思春期とは日本産科婦人科学会の用語集では「女性においては第２次性徴出現から初経を経て月経周期がほぼ順調になるまでの期間をいう。年齢的には８〜９歳頃から17〜18歳頃までの間で、乳房発育に始まり、陰毛発生、身長増加、初経発来で完成する」と身体面から定義されています[229]。厚生労働省では「思春期は、こころの発達の面からは小学校高学年から高校生年代の時期に当たり、中学生前半までを思春期前期、それ以後を思春期後期と呼びます」とこころの発達にも焦点を当てています[230]。米国小児科学会のBright　Futures[169]では、身体面と心の面から思春期を11〜21歳としており、11〜14歳を前期、15〜17歳を中期、18〜21歳を後期としており、わが国の定義よりは年齢幅が広がっています。国際的には11〜21歳と年齢幅を広げた論文などが多くなっています。

　発達障害を抱えた子どもたちも、思春期にはさまざまな課題に遭遇します。本書でそのすべてに触れることは不可能ですが、著者は思春期における大きなテーマのひとつは「リテラシー（literacy）」であると考えています。リテラシーは、もともと「読み書きの能力」を意味する言葉ですが、現在では「特定の分野に関する基本的な知識や能力を活用する力」を指すことが多くなっています。さらに「情報を適切に理解して活用すること」という意味も含んでいることが多くなっています。活用することは、前提に自分で「意思決定をする」ことがあります。自分で考えて行動する、自己管理をするということが含まれています。本章で扱うリテラシーは「情報リテラシー」、そして成人になるまでに獲得が必要な「健康リテラシー」ですが、そのほかの思春期課題にもいくつか

第15章　思春期から成人へ　245

触れます。

　当事者の子どもたちを含めて、著者が一読を薦めている書籍は吉本ばなな『おとなになるってどんなこと？』[231] です。著者も思春期の発達障害についての書籍『発達障害：思春期からのライフスキル』を出しています[232]。

対人関係のさまざま

　思春期は保護者や友だちを含む対人関係の課題が出てきやすい時期でもあります。保護者からは「言うことをきいてくれない」という訴えがよくありますが、保護者には「みんなこの時期を通って大人になります。それは私たちも同じです。どうやってこの時期を通り過ぎるのか、その時期にどうやって自分で考えて行動する習慣を身に付けるのか、それが目標でしょうね」とお話ししています。

　思春期の子どもたちを完全に自分のコントロールで動かそうとすると、反発されるのは当然です。それを無理やり抑えつけては、一時的にうまくいっても成人後の親子関係がうまくいかなくなります。診察室でときどきお話をすることですが「母親が30歳で子どもが5歳であれば、子どもは守る存在」「母親が40歳で子どもが15歳であれば、子どもは見守る存在」「母親が50歳で子どもが25歳ならば友だち関係」「母親が70歳で子どもが45歳なら母親が見守られる存在」と考えています。親子関係は親子の年齢によっても環境などによっても変わります。

　発達障害を抱えている場合に限らず、子どもが思春期の場合にはお互いの言葉が強くなって暴力沙汰になることもあります。そうしたときにはためらわず警察に通報してくださいとお話ししています。第三者が入ることによって、それ以上の関係悪化を防げることが多いです。

　診察室では、なかなか子離れできない（見守り態勢に入れない）保護者と話をすることがそこそこ多いのですが、逆に親離れできない思春期

246　第4部　年齢と対応

〜青年期の子どもたちと話をすることもあります。経済的な問題が絡んで離れられないことも多いのですが、心理的にまだ「子どもでいたい」と口にする場合もあります。そうしたときには、アルバイトなども含めてなるべく家庭外で過ごす時間を増やすことを勧めています。

対人関係のもうひとつの軸は、友だちです。性的な問題を含む場合には性の項にまとめてあります。友だちとは、基本的に自己利得（自分が得をする）行動ではなく、特別の報酬をあてにしなくても、その友だちが有利になる利他的行動をとる対象になっているかどうかがカギになります。

友だちができない、いないという話も就学前から青年期まで、よく保護者や子どもたちから相談されます。この場合のポイントは２つです。「友だち」という言葉に対してどのようなイメージを持っているかは人によって違います。友だちの定義を一概に決めることは難しい面もありますが、まず「友だちがいなくて困っているか」、もうひとつは「困ったときに相談できる人がいるか」の２つです。

この２つに問題がないとすれば、友だちがいないと感じていたとしても日常生活の「困りごと」にはなっていないので、いつか「友だち」ができたらいいねと話しています。

注意すべきはほかの子どもから「友だちだから○○してよ」というお願いをされたときです。これは利他行為ではなく、自己利得を図っているだけなので、断って嫌味を言われたとしても、また別の子を探しに行くだけです。もし脅迫のような言葉が出たら、頼れる人に相談してください。

それほど仲がよかったわけではない人から何年かぶりに「久しぶりだね、会いたいね」と言われることもあります。自分がとくに「会いたい」と思っている場合以外は、断って構わないと話しています。多くはお金の話など、その人の自己利得が目的で、あなたへの利他行為でそう

第15章　思春期から成人へ　247

した声かけをすることはありませんとお話ししています。

飲酒・喫煙・薬物

飲酒は大正時代に定められた未成年飲酒禁止法、喫煙は明治時代の未成年喫煙禁止法によって、20歳未満は違法とされています。成年の年齢が18歳に引き下げられた後も変更はありません。思春期の場合、飲酒、喫煙は自発的にというより家族や友人に勧められてということが多く、大人に向けての「背伸び」行動の一部ですが、中学生、高校生でも飲酒、喫煙、薬物乱用は見られます。国立精神・神経医療研究センターの調査では[233]、高校生の最近1年以内の飲酒経験は12.6％（男子14.4％、女子11.0％）、喫煙経験は1.4％（同2.0％、0.8％）、市販薬の乱用は1.6％（同1.2％、1.7％）、薬物として最も多い大麻は0.16％（同0.17％、0.08％）と報告しています。

飲酒は喫煙や薬物などとは異なり、少量であれば健康によいのではという風説もありますが、ジャーニガン（Jernigan）の総説[234]では、健康面、社会、経済面どれをとってもよいものはないとしています。成人ではアルコールの過剰摂取を続ける場合の治療薬としてシアナマイド（cyanamide）を使用することがありますが、副反応から子どもたちに勧めるものではありません。現在はノンアルコール飲料が味、種類とも豊富になっており、そちらへの転換を勧めています。

喫煙についても電子タバコなど多様化しています。依存症外来を設置している医療機関もありますが、ニコチンパッチ、ガムも経口薬も、思春期では経験上、一時的な効果しかなく再度喫煙に至ることが多いです。「やめる」という意思を持続させるために、自分へのごほうびを考えてもらうこともあります。薬物については、最近の診療では市販薬（風邪薬）の大量服用（over dose）の相談がありましたが、そのお子さんについては診察室での世間話をすることから始めました。コンビニ

でアルバイトをするようになり、生活リズムが整ってきたら自然と大量服用はしなくなったようです。

告知と受容

自分は何かまわりと違うところがある、なぜみんなはできるのに自分はできないのかが疑問になる、といったことが思春期以降によくあります。早い場合には小学校の３〜４年生で出てくることもあります。また最初は保護者に連れられて受診していたわけですが、子ども自身、なぜ受診しているのかがわからないという場合もあります。

自分がまわりと違うことを意識し始めたときに、そのまま何もしないでいると「できない」ことへの失望から自己肯定感が下がり、生活での意欲も低下することがあります。そうしたときにいわゆる「告知」を検討することになるのですが、それは診断名を告げるということだけではありません。

著者の場合、思春期の子どもであっても初診から２年程度はその子のことも理解しているとはいえず、見立てはできても見通しが立っていないこともしばしばです。告知は見立てを告げればよいと考えているわけではなく、可能なら見通しもいっしょに話すことができたらと考えています。おおむね18歳以上で、困りごとがはっきりしていて、その理由と対策を知りたいという場合もあり、そうした場合には状況にもよりますが、診断名となぜ困難が起きるかを説明することもあります。納得することで生きづらさを減らすことが目的になります。著者は「交通整理」と話しています。

まず、子どもの得意なことを箇条書きにしてみます。子どもとのインタビューもありますし、家庭や学校などからの情報もあります。子ども自身や家族が感じている「不得意」なこともあります。それも箇条書きにしてみて、多くの場合には保護者に、「何なら手伝うことができる

か」を聞きます。それらを眺めて、頭のなかでどのように話をするかの手順を組み立てます。視覚的な説明があったほうがよいと感じる場合にはPowerPointなどのスライドを使用する場合もありました。

昼休みなど、ゆっくり時間が取れるときに、おおむね40〜60分の時間をかけて、得意なことやその進め方、不得意なことやそれに対するサポートなどについて、なるべく子どもの意見も聞きながら進めていきます。子どもが「理解しました」と言っても、どう感じたかまではわからない部分もあるので、1〜3ヵ月以内にはフォローの面接もしていました。

大学生などの場合には、自分が診断名を知っていることがサポートを受けるために必要な場合もあります。そうした場合には、どのようなサポートが受けられるのかを大学に問い合わせたこともあります。大学によっては、支援センターが設置されていたり、その子の相談相手になってくれる教員を選任したりする場合もあります。とりあえずサポートのために、診察後に診断名を伝えることもあります（背景に併存障害があるのか、ほかの発達障害の合併があるのかなど、すぐにはわからないこともあります）。

きょうだいがいる場合には、きょうだい児への対応も考えます。著者は長期休暇のときの受診などでは診療対象の子どもといっしょにきょうだい児が来ることは、むしろ歓迎しています[177]。対象の子どもの発達状況などを共有したり、将来どんなことをしてみたいのかを聞いてみたりしています。家族以外の第三者（著者もそれに入ります）と情報を共有できる機会は多くはないので、積極的に同席するきょうだい児もいます。きょうだい児が来た場合には、基本的には家族同席ですが、子どもが希望すれば単独で聞きたいことに答える場合もあります。保護者の前では言えない、障害を抱えたきょうだいについての不安を口にすることもあります。

あらかじめ保護者の了解を取っておくことが基本ではありますが、「この子（障害を抱えた子ども）の人生はこの子のもの、あなたの人生はあなたのもの、誰も代わりに生きることはできないし、まずは自分のやりたいことを見つけてそれに進もう」というような話をすることがよくあります。保護者からは言いにくい可能性があるので、保護者の了解があれば著者が話しています。

　数年前のことですが、印象的な出来事がありました。知的障害をともなう自閉スペクトラム症を抱える子どもの姉が、中学生のころからときどき著者の外来に同席していました。世間話をしたり、弟の状況を話したりしていたのですが、何年かたってから保護者を通じて連絡があり、今度結婚しようと思うので、彼といっしょに障害についての話が聞きたいというリクエストがありました。

　昼休みに彼といっしょに来てもらい、きょうだい児の病状や遺伝、将来などさまざまな質問があり、著者の知る限りできるだけていねいにお答えしました。その数ヵ月後に結婚式の写真を添えたはがきをいただきました。

性の問題をめぐって

　セクストーション（Sextortion）という言葉があります。sex（性的な）＋extortion（脅迫）からの造語ですが、性的な写真や動画をSNSやインターネット上で公開したり、それを見せると脅したりする行為です。その情報の多くは、当初は言われるままに渡したものが、後になって脅す材料になることもあれば、ここまでくると最初から犯罪ですが、相手のパソコンのウェブカメラを不正アクセスにより遠隔操作して盗撮するなどの手口が使われることもあります。インターネット上に流れた情報は、インターネット上で消えない入れ墨（digital tattoo）とも呼ばれ、いったん流れれば、その先何年も消えないで存在します。あると

きに何の気なしに提供した画像から、年月がたってからのストーカー行為につながることもあります。この被害は女性のほうが多いですが、男性でもあります。第14章で、もしSNSやインターネット上に出すのであれば、写真の撮影日時、位置の情報を消してくださいと話している理由でもあります。

この時期の性の問題をセクストーションなど性加害や痴漢などの性被害から始めなければいけないと著者が感じているのは、それほどこれらに関連した問題が多いからです。

いろいろな統計が国際的にもありますが、どの統計を見ても性被害は女性のほうが圧倒的に多いです。たとえばエスカレーターに乗っているときに下からスカートのなかを盗撮、温泉などで壁のすきまから盗撮、捕まると「見てみたかった」「興味があった」という言い訳が多いですが、これらは性的姿体等撮影処罰法[236]に定められた「犯罪」です。ためらわず警察に通報してください。

セックスを無理やりされたりしてしまった場合には「不同意性交」が成立します。以前は13歳を過ぎると同意があったとみなされて無罪になるケースもありましたが（第14章でお話ししたように性教育では性交について教えていないにもかかわらずです）、法改正により5歳以上年齢が離れているという条件付きですが16歳未満まで年齢が引き上げられました[237]。16歳以上で未成年の場合には、都道府県によって内容が少し異なりますが、青少年健全育成条例違反になりますので、やはり警察案件です。また、たとえば16歳以上でセックスに同意していても、要望したのに相手が避妊をしなかった場合には、その行為が違法であるという大阪地裁の確定判決があります[238]。

混雑した公共交通機関や人通りの少ないところなどで痴漢の被害にあうこともあります。女性の服の上から胸に触った場合、程度にもよりますが基本的には軽犯罪法違反です。服のなかに手を入れて直接触った場

合には、刑法176条での「強制わいせつ罪」になり、罪の重さが違います。

　痴漢については、警視庁が防犯アプリのデジポリス[239]を公開しています。防犯ブザー、「痴漢にあっています」の画面表示や位置通報などの機能、最近1ヵ月以内の付近の不審者情報もあります。東京向けのアプリとして開発されましたが、位置情報を入れることでそれ以外でも使用可能ですし、防犯ブザーや痴漢にあっています表示はどこでもできます。

　あってほしくないことですが、性被害に遭うこともあります。相手が名前も告げずに立ち去ってしまうこともあれば、「人に言うなよ」「言ったら殺すぞ」と脅されることもあります。つらい経験を抱えてそれを人に話すことはしんどさがともなうこともあるでしょうし、恐怖がよみがえってくることもあると思います。しかし性加害をする人には繰り返し行う常習性があることが多くの研究から明らかになっています。わが国では海外のいくつかの国のように、性犯罪者にはGPSをつけて居場所を明らかにするとか、住所氏名を公開するとか、場合によって化学的去勢（薬品を使って性的能力を失わせる）などの対応はありません。

　黙っていると、あなたが繰り返し被害に遭うかもしれませんし、次に誰かが被害に遭うかもしれません。強制性交（レイプ）された場合、警察に届けると対応は基本的に女性警察官ですし、事情聴取と検体採取（粘液など）はありますが、緊急避妊薬の手配や性感染症チェックのための医療機関の紹介などにもつながります。

　妊娠を避けるための緊急避妊薬の投与は、事件から72時間以内です。黙っている間に時間が過ぎていきます。緊急避妊薬はわが国では医療機関での処方が原則で、実際に多くの産婦人科医療機関では処方されています。しかし海外ではレイプ以外の場合にも備えて、一般の薬局でも医師の診察なしに購入可能な国が多くなっています。わが国でも、ようや

第15章　思春期から成人へ　253

く厚生労働省が「オンライン診療の適切な実施に関する指針」に基づく薬局における対応についての通達を出し、相談できる薬局も公開しています[240]。

　知的障害のない自閉スペクトラム症を抱えている女子高校生が、コミュニケーションの練習もあって著者の外来を受診していました。夏休みのある日、繁華街で知らない男性に「君のようなかわいい人は見たことがない」などと言われてお茶に誘われ、ホテルでセックスしたそうです。その後の受診時に検査をしたらクラミジアに感染しており、治療しました。疑うことを知らないで言われるがままについていってしまった結果ですが、セックスしたい男性は、「手なずけようとするためには言葉を含めて何でもする（グルーミングといいます）」ことを頭に入れておいてほしいと話しました。このことは機会があるたびに話しています。幼児への性加害の際にもグルーミングが使われます。

「裸の胸の写真を送ってくれないと付き合わない」「セックスしてくれなければもう絶縁だ」など性的な欲望に支配された男性からの言葉、メール、SNSなどは基本的にすべて警察案件です。もちろん写真を送ってはダメですし、自分の意思に基づかないセックスもダメです。しつこくされた場合を含めて、警察や弁護士（市民相談、法テラス[241]などでは無料で相談が受けられる場合もあります）に相談することを勧めています。

　女性に興味はあるけれども、外で女性に触ることはさすがにできないので、母親の胸やお尻に触ろうとする高校生もいます。これも実際にそれをしたら、「相手が母親であっても警察案件」であることを子どもにも家族にも話しています。

　女子高生の妊娠についてです。妊娠した女子高生に体育の実技を強要し、退学に追い込んだという事件もありましたし、妊娠すると自主的に退学をする子どもたちは学校の対応によっても異なりますが、それなり

に存在します。高校生カップルの場合には、婚姻可能年齢が18歳以上という民法の規定から、結婚して法的に夫婦になることが認められません。家族などの支援があれば生活していくことはできますが、女子は退学、男子は高校を継続となると生活環境が異なり、男子が別の女子生徒と仲よくなって困っているという相談を扱ったこともあります。

　文部科学省は2018年に通達[242]を出し、「生徒が妊娠した場合には、関係者間で十分に話し合い、母体の保護を最優先としつつ、教育上必要な配慮を行うべきものであること。その際、退学、停学及び訓告の処分は校長の判断によって行うものであるが、生徒に学業継続の意思がある場合は、教育的な指導を行いつつ、安易に退学処分や事実上の退学勧告等の対処は行わないという対応も十分考えられること。また、当該生徒の希望に応じ、当該学校で学業を継続することのほか、学業の継続を前提として、転学、休学又は全日制から定時制・通信制への転籍を支援することも考えられること。」としています。

　最近では妊娠した女子高生の休学を認める高校も増えてきました（大学なら何の問題もないのに、高校ではハードルが高かったです）。ほかの国では高校に託児所が併設されている場合もあるそうです。妊娠は1人ではできないのですが、現状では女性のみが不利益を被ることが多いです。

　性指向と性自認についても少し触れます。LGBTQには性指向としてのレズビアン（Lesbian：女性同士の愛）、ゲイ（Gay：男性同士の愛）、バイセクシュアル（Bisexual：両方の性との愛）と、性自認としてのトランスジェンダー（Transgender：生物学的な性と異なる性の自認）、その他（queer：その他性指向、自認がはっきりしない場合）があります。性指向はそれぞれ個人の自由ですし、それを問題視される必要もありません。

　性自認の問題であるトランスジェンダーについては、国により対応が

異なります。わが国では性転換や自認の性に近づけるためのホルモン療法や性別適合手術（性転換手術）が認められていますが、手術については18歳以上が対象で、2人以上の精神科医による診断の確認が必要です。戸籍上の性の変更には現時点では手術が必要ですが[243]、国際的には必要のない国も多く、今後の検討課題だと思われます。

情報リテラシー

今やスマホを持たず、LINE、Instagram、X（旧Twitter）、FacebookなどのSNS（Social Network Service）を使わない人は少数派だと思います。朝起きたらまずスマホをチェック、寝る前にもチェックしてから寝る、ときには布団のなかでも操作したりしていることもあります。LINEは基本的につながろうと思った人とだけの交流ですが、いろいろな形での勧誘も入ってきます。

Instagramなどはグループ設定をしている場合以外には、誰でも情報に接することができます。見ただけでは本当かどうかわからない情報もありますし、ときにはイベント告知を装って、宗教への勧誘であったり、投資のお誘いであったりすることもあります。とくに「無料」で「ホテル」など大きな会場で「飲食」のあるイベントの告知には勧誘などの「裏」があると考えてください。主催者もかかる費用を取り戻す必要があります。「ホテル」と書いてあってもオープンスペースではなく、部屋で何人かに取り囲まれて半ば強制的に勧誘を受けるリスクもあります。高収入のアルバイトの勧誘には、場合によって犯罪への加担になることもあります。発達障害を抱えていると、よく考えずに「おいしい話」だと乗ってしまったり、「真実だろう」と思いこんだりして、あとで不愉快な思いをすることもあります。

あふれる情報を整理するだけでも大変かもしれませんが、基本は「楽をしてお金が手に入る、自分だけが得をする」ことはありません。診察

256　第4部　年齢と対応

室でもいろいろと相談を受けたことがあります。

　とくにX（旧Twitter）は匿名で投稿できることから、誹謗中傷など個人攻撃にも使われやすいという特性があります。著者もXにはときどき投稿しており、それなりにフォロアーもいますが、過去には中傷ツイートを流されたこともありますし、メッセージ機能から不当要求をされたこともあります。いずれも何もしないで収まってしまいましたが、しつこい場合や実害が生じる場合には、警察などにとどけるか弁護士に相談することを勧めています。対応については警察庁も啓発を図っています[244]。

　最近では誹謗中傷に対して、匿名であっても情報開示を求め、損害賠償を求めたり、場合によっては刑事責任を追及したりできるようにもなってきました。たとえ匿名に見えても、情報開示の請求がありうることを念頭に置いて投稿してください。

　テレビやインターネット、新聞などでもいろいろな情報が流れてきます。こうしたいわゆるマスメディアは「報道したいことは報道する」ことが多いですが、「知りたい情報が正確に報道されている」とは限りません。記事により世論を一定の方向性に誘導しようとする場合もあるでしょうし、世論調査も電話での調査では、固定電話を持たずスマホのみで、知らない番号からの着信には応答しない人が増えていることを考えると信頼性には限界があります。

　情報リテラシーは、単純な事実報道、たとえば「台風〇号が九州に上陸した」という場合には天気図と見あわせて信用できると思いますが、「物価高で困っている人が増えている」という記事では、全体としては正しいかもしれませんが、その根拠となる数値などが明らかにされていない場合には、印象に基づく記事とみなすこともあります。何を信じるかについては、さまざまな情報に対して、災害情報などは別として、「すぐに反応するのではなく、まず考える」習慣も成人になるまでに身

第15章　思春期から成人へ　257

に付けてほしい力だと著者は願っています。

ヘルスリテラシー

　自分で自分の健康を管理するヘルスリテラシー（Health Literacy）は、可能であれば大人になるまでに習慣として身に付けたい能力です。健康と一口に言っても、まずは食事、清潔操作、睡眠、運動などの生活リズムを整えることから始まります。

　この年代になると身長が大きく伸びることは少ないので、体調の目安のひとつは体重です。少なくとも週に1回は体重を量って、維持（±2kgの範囲）をすることが理想ですが、とくに女子ではこの時期にダイエットを始めることがあります。ダイエットを進めるうちに月経が止まったりすることもありますので、体重を減らしたい場合でも3ヵ月に1kg程度のペースでとお話ししています。ゆっくり減らしたほうがリバウンドは少ないです。またカロリー制限をしたい場合には、糖尿病の食事の本がいろいろ出ており、希望するカロリーに合わせたメニューも掲載されています。糖尿病ではなくても、糖尿病食はカロリーや栄養バランスが計算されて作成されていますので、栄養バランスの偏りを防ぎつつダイエットするためには役立ちます。発達障害を抱えているととかく過激なダイエットに走り、体調を崩すこともありますので、気をつけたいですねとお話ししています。

　清潔操作には手を洗う、顔を洗う、歯を磨く、髪を整えるなどが入りますが、服装や身だしなみに無頓着な場合があり、他人から見ると清潔感がないと言われることもあります。髪の毛から出る「フケ」が服の上に散らばっていたり、シャツの裾がズボンやスカートのなかに入っていなかったりもあります。歯磨きをサボっていて口臭を指摘されることもあります。社会に出る前から身だしなみとして必要ですし、出かける前に鏡を見て確認する習慣もつけておきたいです。清潔操作が適切にでき

ることは、とくに食品を扱う職業などでは、たとえアルバイトでも必須
です。

　思春期〜青年期の健康上の相談の課題として多いもののひとつは、朝
起きられないので起こしてもらう、朝起きられなくて遅刻やキャンセル
を繰り返すことです。多くはオンラインゲームなどへの参加を含めて就
寝時刻が不規則であったり、ベッドのなかでもずっとスマホをいじって
いたり、日中の運動量が足りていなかったりなどが背景に見られます。
職業上や勤務時間上やむを得ない状況でない限り、朝の光を浴びること
で体内時計もリセットされます。二度寝になっても構わないから、まず
は朝、努力して起きて光を浴びてからストレッチをする習慣をつけまし
ょうとお話ししています。実際には簡単にできるようになる子どももい
れば、何年もかかり就労してからやっと身に付くこともあります。

　運動も学校に行っているときには、体育の時間やクラブ活動などがあ
りますが、卒業すると、意識しないとなかなか運動習慣が作れません。
好きな運動があってそれを趣味で続けられればと思いますが、発達性協
調運動症をはじめとして、発達障害を抱えていると生活リズムが崩れや
すいことなどもあって、なかなか習慣にはなりません。意識して少し歩
く距離を延ばしてみるとか、自転車での通学・通勤にするとかいろいろ
方法はあります。運動不足から肥満傾向になったり、睡眠のリズムが作
りにくかったりする場合もあります。著者はウォーキングが習慣になっ
ていますが、何か気楽に習慣にできる運動を見つけてほしいと願ってい
ます。

　発達障害を抱えていて医療機関を受診している場合には、次の受診日
を忘れないこと、投薬されている場合には服薬を規則正しくすることも
自己管理能力として求められます。紙のカレンダーにマークを付ける、
服薬の場合には飲んだらカレンダーの日付に〇をつける、朝夕の場合に
は朝飲んだら日付に／、夕方も飲んだら書き加えて×にすることも勧め

第15章　思春期から成人へ　259

ていますし、スマホのリマインダー機能を使って予定を書き込み「毎日
繰り返す」にしてアラートを受け取る方法もあります。

　女子の場合には月経（生理）が始まれば、妊娠や過度の運動、精神的
ショックなどで止まることを除けば約40年続きます。ですから健康のチ
ェックにも使えます。スマートフォンなどのアプリですが、ルナルナ
[245] は月経を含む女性の健康管理に役立つアプリですし、将来、妊娠、
出産した場合には電子母子健康手帳との連動も容易です。なお月経周期
が安定しない、月経前後に体調や気分が悪くなる、出血量が多いと感じ
るなどの場合には婦人科の受診を勧めています。これらは治療可能なこ
とが多いです。最近では若年の女子の相談や診療に積極的な医療機関
（クリニックが多い）も増えてきています。

第16章
将来を考える

　自立という言葉をよく耳にします。保護者の方から、「この子が将来自立できるようにしたい」という言葉を聞くこともあれば、子どものほうから「大きくなったら自立して生活したい」という言葉を聞くこともあります。自立とは何でしょうか。無人島で一人暮らしをしているわけではなく、社会のなかで暮らしているのだとすれば、何もかも1人でして自己完結することではありません。

　自分でできることはするとしても、できないことは誰かに頼ることとなり、また誰かに頼まれてその人を手伝うこともあります。たくさんの歯車が組み合わさり、まわりを動かしたり動かされたりすることにたとえられることもありますが、工場で回り続ける歯車とは違って、私たちは適切に休息をとる、安心できる場所を作るということも必要です。

　自立するということで大切なことは頼ることのできる人、落ち着いていられる場所の数を増やすことです。たとえば相談内容によって相談する人が違うこともよくあるでしょうが、相談できる人が複数いれば、そのなかから選ぶことができます。また家庭や学校・会社などのほかに安心していられる場所、サードプレイス（the third place）と呼ぶことがありますが、それを確保することも大切です。別に3番目だけでなくても、4番目、5番目があっても構いません。それは地域のサークルであったり、スポーツクラブであったり、そこにいることが自分にとってもまわりの人にとっても、安心して時を過ごすことができる場所という意味です。

　障害を抱えていてもいなくても、できれば健康で穏やかな日々を過ごすことは、70歳をとうに過ぎた著者にとっても願いではありますが、診

察室で保護者の方たちと子どもの将来のことを話すときに、この子たちが大人になったときに、お金や社会的地位などではなく、「健やかで穏やかな日々が過ごせること」が目標かなとお話しすると、多くの方が賛同されます。

若いときにはなかなか将来が見通せないかもしれませんが、目先のことだけではなく、10年後、20年後と自分のキャリアプランも考えてみることができたらいいと思います。もちろんそのとおりになるわけではありませんが、未来を想像してみることが楽しいことのひとつになればと思います。

趣味と余暇

成人に向けて趣味と余暇スキルも作りましょうとお話ししています。働き始めたときに、自分の好きなことをしてお金が稼げればうれしいですが、現実にはお金を稼ぐために好きとは限らない仕事を続けることが多いです。そうなると家と職場の往復だけではなかなかリラックスできる場所がありません。先ほどのサードプレイスもそうですが、好きなことができる場所の確保が、余暇活動の確保につながります。自閉スペクトラム症を抱えている場合に、好きな仕事に打ち込んでいると余暇や趣味はいらない、仕事が趣味だという方もいますが、仕事に行き詰まることもありますし、長期的にはうまくいかないように感じています。

趣味は1人で楽しむものでもグループで楽しむものでも構いませんが、1人で楽しめる趣味のほうが気兼ねなく楽しめるかもしれません。著者の診察室には首都圏のJR路線図の入ったカレンダーを毎年掛け替えています。診察室でそれに興味を持って食い入るように見る子どもたちがいかに多いかということでもあります。鉄道系は乗る、見る、調べる（時刻表での仮想旅行なども）などさまざまですが、小中学生のころには、将来鉄道の仕事をしたいと言っていて、大人になるとそれが実現

しないので、趣味になっていたりします。

ずいぶん前のことですが、私に発達障害、とくに自閉スペクトラム症についていろいろなことを教えていただいた故佐々木正美先生と倉敷で食事をしていたときに、「自閉スペクトラム症を抱えている人の余暇」が話題になったことがあります。「何もしない時間を持て余し、ときに混乱するので余暇は不要」「何か好きなことを見つけてそれができれば楽しめるので余暇は必要」このどちらもありうるので、簡単には分けられないですねという話になりました。子どもが小さいうちは、何をしてもよい時間に混乱しがちですが、好きなことが見つかってからですと、そちらに関心が向くことが多くなります。

ボランティア

ボランティアは無償で労力を提供するものですが、いろいろな世界に触れることができますし、多くの場合には感謝されます。自分の視野を広げる意味でも役に立つと思いますので、高校生以上になると診察室でもボランティア体験を勧めることがあります。

高齢者の介護などは、家族内でそれをしていない場合には実情がわかりません。お年寄りたちのお手伝いや話し相手をすることで得るものもあると思いますし、実際に著者が継続して診ていた子どもが大学生になり、高齢者施設でボランティアをしているうちに、今では必要な資格を取って働いているケースもあります。海外でのボランティア活動をしている方たちの相談に無償で乗っていた時期もありました。

著者もこれまでに自分の医学知識を利用する場合を含めていろいろとしてきました。学生のころには清掃のボランティアをしたことも何度かありますし、医師になってからは東日本大震災でのサポートや、生活介護施設や児童養護施設などの職員研修や通所、入所している子どもや大人の健康相談を引き受けていたこともあります。専門的知識を持つ人の

第16章　将来を考える　263

支援は必要としているが、経済的余裕がないという施設のサポートが主でした。最近は体調のこともあり、積極的にはしていません。

一人暮らしスキル

一人暮らしが必須というわけではありません。家族と暮らしていても、お手伝いをしたり家事の分担をしたりすることもあるでしょうし、いろいろな都合で家事全般を担うこともありうると思います。食事、掃除、洗濯が主なもの（介護や育児を除く）かと思います。

食事は自分で作らなくてもコンビニもありますし、洗濯はコインランドリーもクリーニング屋さんもあります。掃除も掃除機があれば何とかなることが多いと思います。

一人暮らしスキルとして大切なことは、自分の生活空間のなかで、自分の生活時間をこれらの要素を考えながら自分で組み立てていくことです。以前にある大学の学生相談室のお手伝いをしていたときに、地方に住んでいて大学入学を機に一人暮らしを始めると、朝ひとりで起きることからうまくできなかったり、あるいはパチンコなどギャンブルにはまったりして生活が立ち行かなくなる学生たちがいました。また電気、水道などの光熱費やスマホなどの通信費を滞納してトラブルになることもときどきありました。

発達障害を抱えていると、環境が変わって急に自己コントロールを要求されてもうまくできないことがよくあります。そうしたこともあって著者もお手伝いしたことがありますが、発達障害に対応する相談室を設置する大学が増えてきています。ただし利用には自分が診断されていることと、それを知っていることが必要です。

いずれにせよ社会に出るまでに、一人暮らしを実際にするかどうかは別として、一人暮らしができる能力と、一人暮らしをした場合のイメージづくりをしておくことを勧めています。参考図書[246]もごらんくだ

さい。

モラトリアム（猶予期間）

たとえば特別支援学校の高等部を卒業すると、ただちに就労すること
を求められることが多いです。それまで「ゆっくり」であったのに、急
に18歳で「社会に出て」と言われても、こころの準備ができていない場
合もあります。

高校を出たらすぐに大学、専門学校など次のステップに進まないとい
けないわけでもありません。先の人生は長いので、いろいろなことを経
験してみることは、将来役立つこともあると思います。職業面などで
も、失敗は若いときのほうが生活に影響を及ぼすリスクは少ないことが
多いです。

高校を卒業して、やりたいことがないので、朝2時間コンビニでアル
バイトを始めた子どもがいました。半年くらい働いて、ためたお金で初
めての1人旅、大阪のUSJに行ってきました。年末になって、「やっぱ
り私、大学に行く。そのほうが給料の高い仕事に就ける」と言い始めて
大学に入学し、今では資格も取って社会人ですが、先日久しぶりに会っ
たときに「コンビニバイトをしていた時期はそれなりに楽しかったけれ
ど、そこでいろいろ考えることができたのはよかった」と話していまし
た。

今はいろいろな選択肢があります。特別支援学校の高等部を出てから
福祉型カレッジ（多くは2年間の生活訓練と2年間の就労移行支援の組
み合わせ）に進む子どもも増えてきました。福祉型カレッジは2014年
に滋賀県大津市にできた「くれおカレッジ」が、おそらく最も古い施設
のひとつで、著者も一日大津まで出かけて見学させていただいたことが
あります。生活訓練では算数や国語の復習、コンビニでの買い物、
ATMの使い方などをしていましたし、就労移行支援では近くの大学の

第16章　将来を考える　265

学生たちといっしょに作業をしていました。その後、首都圏にも同じような施設ができて広がりつつあります。

いずれにしても人生は先が長いので、急ぐのではなく、いろいろと経験を積んでおくと生きてくることもあるでしょう。何よりも初任給を上げることにつながれば、稼ぐ期間はモラトリアムで短くなったとしても、生涯賃金は上がる可能性があります。そんなことも考えてみましょうとお話ししています。

成人するということ

障害を抱えていてもいなくても18歳になれば成人します。そうなれば保護者の「親権」はなくなり、選挙権も発生しますし、自分たちの意志で結婚もできます。逆にいえば18歳になると保護者が子どもの預金口座を作る、マイナンバーカードを作る、印鑑登録（必要であれば）をするなどは、基本的にできなくなります。これらは必要であれば子どもが18歳になる前、すなわち親権のある間にしておくことになります。

知的障害を抱えていたり、金銭感覚に課題を抱えていたり、コミュニケーションの苦手さがあって親亡き後が心配ということもあります。その場合、成年後見制度を利用することもできます。後見が必要な状態での「法定後見」とそのうちに必要になるかもしれない「任意後見」があります。法定後見の種類も「後見」「保佐」「補助」の３種類があり、成年後見を申し立てるときの障害の状態（多くは医師の診断書によります）によって家庭裁判所が決定します。後見人の指定を含めて、この制度設計が今後変わっていく可能性がありますので必要な場合にはあらかじめ弁護士など法律の専門家に相談してください。

児童福祉法では児童の定義は18歳未満で、その時期には福祉を含めてさまざまな支援が受けやすいですが、成人後は利用できる社会資源が減ってきます。発達障害を抱えていて、成人後に最も家族が困る状況のひ

とつが「ひきこもり」です。家からまったく出ない場合もあれば、コンビニなどまでは行くけれども、家族以外の他者とのコミュニケーションが取れない場合などさまざまです。第9章の社交不安症からひきこもりになっている場合もあり、その場合にはひきこもり状態が定着する前であればまだ介入しやすい場合もあります。長期化していると家庭内暴力が起きることもあり、対応は簡単ではありません。

　以前はひきこもりの方への対応もしていた時期がありますが、診察室には来られないことが多いですし、家庭訪問をしようとすると昼夜逆転していて、昼間には訪問しても会って話をすることができないなどがあり、現在は対応していません。

働くということ・就労のさまざま

　発達障害を抱えて就労する場合には根拠となる法律が複数あり、それぞれによって位置づけが少しずつ異なりますが、ここでは全体を含めた概要について示します。相談窓口は都道府県や政令指定都市などの発達障害者支援センター、実際の就労先を見つけるためにはハローワークが役立ちます。ハローワークは場所により人員配置が異なりますが、精神・発達障害者雇用サポーター、障害学生等雇用サポーターなどが相談に乗ってくれる場合もあり、就労後はジョブコーチ支援などもあります。いきなり長期の就労が難しいと考える場合には、原則3ヵ月ですが障害者トライアル雇用事業を利用することもできます。

　短期ではない就労の種類としては、一般就労、障害者枠就労、就労支援事業の利用（就労移行支援、Ａ型就労、Ｂ型就労）、生活介護があります。障害者枠就労は、障害者手帳（身体、療育、精神のいずれか）を保有していることが条件で、2024年4月から民間企業の法定雇用率は2.5%で、2026年から2.7%になります。国や地方公共団体は2.8%、都道府県などの教育委員会は2.7%となっています。法定雇用率に満た

ない企業には罰則規定があります。なお短時間雇用の場合には0.5人で計算されます。

障害者雇用は特例子会社（障害者雇用のために設立され、親会社と連結決算ができる）での雇用の場合もあり、1週間に40時間労働ではなく、20時間や30時間労働の場合もあります。最低賃金が適用されますが、多くの場合には最低賃金額になります。

就労支援事業のうち、就労移行支援事業は基本的に2年以内で1回のみの利用とされていますが、最近では複数回受けられる自治体も出てきました。収入がなければ無償で受けることができます。就労継続支援、就労定着支援につながる場合もあります。

A型就労は最低賃金で1日に4～8時間程度の労働（賃金は労働時間にあわせて支給）、B型就労は工賃（現状では月に8000～1万5000円程度が多い）です。制度設計としてはA型もB型も障害者就労に向けての移行段階でしたが、現状はそこが就労の目的地になっている場合も多く、正規雇用には結びつかないという課題があります。生活介護は作業所などでの軽作業で工賃（月に3000～6000円程度が多い）が支給されますが、労働というよりは、昼間の居場所確保という面もあります。

一般就労の場合にジョブコーチ支援が受けられないことも就労の継続の意味からは課題だと思いますが、A型、B型を含めた制度設計は見直しに向けての検討が進められており、数年以内には何らかの変化があると著者は考えています。

目標とするもの

発達障害（神経発達症）と診断され、何らかの社会生活上の困難があったとしても、目標は「ふつうになること」ではありませんし、そもそも「ふつう」とは何なのかという定義も疑問です。「幸せになってね」と言われても幸せの解釈も人によってさまざまです。

これまでにもお話ししてきたように、著者は自分も含めて、発達障害のかけらはたぶん誰もが持っていると考えています。そのかけらが社会生活上の困難を引き起こしていたり、今後引き起こすと考えたりするのであれば、何か対応を考えることになります。発達障害の診断はいわば見立てなので、それがその後を決めてしまうわけではありませんし、見通しを立てて、とりあえずはその道を歩いてみることになると考えていますが、その先に何があるかはわかりません。

　著者は何度もお話ししているように、すべての子どもたちへの願いとして「健やかで穏やかな日々を楽しく過ごす」ことができればと願っていますし、同じ空気を吸っているという感覚も忘れないようにしたいと考えています。

送故迎新（あとがき）

　著者がこれからも年を取っていくなかで、歩いていくかどうかもわからない、これから先の道を見通すことはできませんが、これまで通ってきた道を振り返っていろいろなことを思い起こしたり、考えたりすることならできるかもしれません。約半世紀の医師としての仕事、そのなかの多くの時間を社会生活上の困難を抱えた子どもたちと過ごしてきました。

　2023年に間質性肺炎急性型と診断され、無事に退院できるかどうかも危ぶまれましたが、何とか日常に戻ってはきました。それなりに再発のリスクもありますし、病気の前よりは身体機能面でも低下しているところが多々あり、リハビリテーションなどを続けています。そういう状況のなかで、これまで過ごしてきた世界に別れを告げる準備に少しずつ入っていますし、これまで経験してきたことを、もう隠すこともないのでまとめてみようと考えるようになりました。

　社会生活上の困難につながる「かけら」は自分も含めて、誰もが持っていると考えています。「かけら」が実際の困難や先に予想される困難につながると考えるときには、対応を考えることになります。いつも十分な対応のための手立てがあるとは限りませんし、社会資源はまだまだ十分ではないと思いますが、少なくとも医療にかかわってきた立場からは、診断するだけでは終わりにはなりません。これまでもお話ししてきたように、診断という「見立て」と、今後を考える「見通し」はその両方が欠かせないと考えています。

　本書は著者の考え方や臨床経験とともに、これまでに積み上げてきた知見の紹介もしています。知見については、ICD-11のCDDRやDSM-5-TRを中心にして取り上げてきました。引用文献は、本書の執筆にあたり参照した論文は400を超えますが、そのなかで読者に参照していた

だければ参考になると考えた論文を中心に引用しました。

　約2000年前に中国で班固、班昭の兄妹によって編纂されたと伝わる『漢書』に、送故迎新という言葉が出てきます。送故（故きを送り）、迎新（新しきを迎える）という意味で、年を取った人を送り、新しい方を迎えるということになります。古稀を過ぎて、体調のこともあり、私は送られるほうにまわり、今後は新しい方を迎えて、活躍していただけることを願っています。

　少しずつまとめてきた本書ですが、ひとりよがりの言説にならないように、若い先生にチェックをお願いしました。ていねいにチェックしていただき、いろいろとご意見をいただいた安房地域医療センターの市河茂樹先生に心から感謝いたします。これからの業界を担っていかれる方だと思っています。

　当初考えていたよりもページ数も多くなり、項目も増えました。本書ができあがるまでには講談社の中谷淳史さんに編集を含めてお世話になりました。厚く御礼申し上げます。

　発達障害（神経発達症）を抱えた子どもたちとの日々、振り返ってみれば走馬灯のようにいろいろな場面や子どもたちの表情が浮かんできます。これまでに私に多くのことを教えていただいた子どもたちやご家族にも、心からお礼の言葉を述べたいと思います。

　春に書き始めた本書ですが、おおよそ書き終えたときには夏を過ぎ、秋になっていました。これまでも季節を大切にしながら過ごしてきたつもりです。折に触れて季節を感じる旅の日々もありました。これからどれだけの季節を味わうことができるのかはわかりませんが、穏やかな日々を過ごしていければと願っています。

2024年晩秋　平岩　幹男

参考図書・文献

（1）発達障害者支援法（2004年法律第167号。2016年6月まで数度改正）
（2）文部科学省：通常の学級に在籍する特別な教育的支援を必要とする児童生徒に関する調査結果（令和4年）について　令和4年（2022年）報告
https://www.mext.go.jp/content/20230524-mext-tokubetu01-000026255_01.pdf
（3）平岩幹男：自閉症スペクトラム障害　岩波書店　2012
（4）障害者基本法（1970年法律第84号。2016年4月までたびたび改正）
（5）障害者総合支援法（障害者の日常生活及び社会生活を総合的に支援するための法律）（障害者自立支援法として2005年法律第123号。2012年から現名称。2024年までたびたび改正）
（6）WHO：国際生活機能分類　2001、邦訳2002　中央法規出版
（7）Vineland-II適応行動尺度：Sparrow SS et al.　日本版：辻井正次、村上隆監修　日本文化科学社2014
（8）障害者の権利に関する条約（国際連合）：外務省公定訳（原文、解説付き）
https://www.mofa.go.jp/mofaj/gaiko/jinken/index_shogaisha.html
（9）Degener T: A human rights model of disability. ResearchGate Dec 2014
https://www.researchgate.net/publication/283713863_A_human_rights_model_of_disability
（10）優生保護法（1948年法律第156号。1996年の法改正で優生思想に基づく部分は削除され、「母体保護法」に変更）
（11）児童福祉法（1947年法律第164号）　直近改正2024年4月
（12）障害者差別解消法（障害を理由とする差別の解消の推進に関する法律）平成25年（2013年）法律第65号　直近改正2024年4月
（13）障害者雇用促進法（障害者の雇用の促進等に関する法律）昭和35年（1960年）法律第123号　令和4年（2022年）まで数度改正
（14）文部科学省：特別支援教育の現状　令和1年（2019年）
https://www.mext.go.jp/content/20210412-mxt_tokubetu01-000012615_10.pdf
（15）経済産業省：ニューロダイバーシティの推進について
https://www.meti.go.jp/policy/economy/jinzai/diversity/neurodiversity/neurodiversity.html
（16）Jaarsma PI, Welin S: Autism as a natural human variation: reflections on the claims of the neurodiversity movement. Health Care Anal.2012 Mar;20(1):20-30.
（17）Wing L: The autistic spectrum. Lancet 350:1761-1766 1997
（18）American Psychiatric Association: Diagnostic and statistical manual of mental disorders. 5th edition text revision. 2022
（19）WHO: International statistical Classification of Diseases and Related Health Problems 10th-edition 1992（一部改正　2013）
（20）WHO: Clinical descriptions and diagnostic requirements for ICD-11 mental, behavioural and neurodevelopmental disorders 2024
（21）American Psychiatric Association: Diagnostic and statistical manual of mental disorders IVth edition text revision. 2000（DSM-IV-TR）
（22）Vidal S, Xiol C et al.: Genetic Landscape of Rett Syndrome Spectrum: Improvements and Challenges. Int J Mol Sci 20(16)3925 2019
（23）Stevens T, Peng L et al: The comorbidity of ADHD in children diagnosed with autism spectrum disorder. Res in Autism Spectrum Disorders 31:11-18 2016
（24）Goulardins JB, Nascimento RO et al.: Do children with co-occurring ADHD and DCD differ in motor performance? J Mot Behav 56(5):568-578 2024
（25）Germanò E, Gagliano A et al: comorbidity of ADHD and dyslexia. Dev Neuropsychol 35:475-93 2010
（26）Bhat AN: Is motor impairment in autism spectrum disorder distinct from developmental coordination disorder? A report from the SPARK study. Phys Ther 100/100(4):633-644 2020
（27）Nemmi F, Cignetti F et al.: Developmental dyslexia, developmental coordination disorder and comorbidity discrimination using multimodal structural and functional neuroimaging. Cortex 160:43-

54 2023

(28) Stoodley C: The cerebellum and neurodevelopmental disorders. Cerebellum 15:34-37 2016

(29) Maw KJ, Beattie G et al: Cognitive strengths in neurodevelopmental disorders, conditions and differences: a critical review. Neuropsychologia 197:108850 2024

(30) Kangarani-Farahani M, Izadi-Najafabadi S, et al.: How does brain structure and function on MRI differ in children with autism spectrum disorder, developmental coordination disorder and/or attention deficit hyperactivity disorder? Int J Dev Neurosci 82:681-715 2022

(31) Chen MH, Wei HT et al.: autistic spectrum disorder, attention deficit hyperactivity disorder, and psychiatric comorbidities: a nationwide study. Res in Autism Spectrum Disorders 10:1-6 2015

(32) Wang L, Wang B et al.: Autism spectrum disorder: neurodevelopmental risk factors, biological mechanism, and precision therapy. Int J Mol Sci 24(3):1819 2023

(33) Hyman S, Levy SE (American pediatrics association): Identification, evaluation, and management of children with autism spectrum disorder. Pediatrics 145(1) 2020

(34) Hiraiwa M: Adolescent interviews for the Bio-Psycho-Social model in a community pediatric clinic. J Pediatr Clin Immunol 1:1002 2021
https://www.medicalpressopenaccess.com/upload/1611103097_1002.pdf

(35) 平岩幹男：発達が気になる子のライフスキルトレーニング　合同出版　2018

(36) 厚生労働省保険局医療課医療指導監査室：保険診療の理解のために　2018
https://www.mhlw.go.jp/seisakunitsuite/bunya/kenkou_iryou/iryouhoken/dl/shidou_kansa_01.pdf

(37) 平岩幹男：乳幼児健診ハンドブック　診断と治療社　初版2006　最終改訂2019

(38) 平岩幹男：急拡大する「発達障害ビジネス」その功と罪　現代ビジネス　2017.7.28配信

(39) America Pediatric Association: Autism. 2012（日本語訳は岡明、平岩幹男監訳で小児医事出版社から発行されましたが、同社の倒産のため絶版になっています）

(40) Tan Q, Orsso C et al.: Probiotics, prebiotics, synbiotics, and fecal microbiota transplantation in the treatment of behavioral symptoms of autism spectrum disorder: A systematic review. Autism Res 14:1820-1836 2021

(41) Prevost CP, Gleberzon B et al.: Manual therapy for the pediatric population: a systematic review. BMC Complement Altern Med 19(1):60 2019

(42) Jannati A, Oberman L: Assessing the mechanisms of brain plasticity by transcranial magnetic stimulation. Neuropsychopharmacology 48:191-208 2023

(43) McWilliams S, Singh I et al.: Iron deficiency and common neurodevelopmental disorders-A scoping review. PLoS One 17(9)e0273819 2022

(44) Austin C, Curtin P et al.: Elemental dynamics in hair accurately predict future autism spectrum disorder diagnosis: An international multi-center study. J Clin Med 11:7154 2022

(45) Dawson G, Rieder A et al.: Prediction of autism in infants: progress and challenges. Lancet Neurol 22(3):244-254 2023

(46) Kim JH, Hong JS et al.: Development of deep ensembles to screen for autism and symptom severity using retinal photographs. JAMA network open 6(12)：e2347692 2023

(47) WISC-Ⅳ、Ⅴ：日本文化科学社
https://www.nichibun.co.jp/seek/kensa/

(48) 田中ビネー知能検査Ⅴ：
http://www.taken.co.jp/vinv.html

(49) KABC-Ⅱ：
https://www.k-abc.jp/

(50) 平岩幹男：知的障害を抱えた子どもたち：理解・支援・将来　図書文化社　2024

(51) 熊上崇、星井純子ほか：子どもの心理検査・知能検査　合同出版　2024

(52) 遠城寺式乳幼児分析的発達検査法：
https://www.saccess55.co.jp/kobetu/detail/enjoji.html

(53) 新版K式発達検査2020：
https://www.kiswec.com/inspection_01/

(54) Stefanski A, Calle-López Y et al.: Clinical sequencing yield in epilepsy, autism spectrum

disorder, and intellectual disability: a systematic review and meta-analysis. Epilepsia 62:143-151 2021

(55) Capal JK, Jeste SS: Autism and epilepsy. Pediatr Clin North Am 71:241-252 2024

(56) Ono KE, Bearden DJ et al: Interventions for ADHD in children & adolescents with epilepsy: a review and decision tree to guide clinicians. Epilepsy Behav 135:108872 2022

(57) Reilly C, Atkinson P et al.: Features of developmental coordination disorder in active childhood epilepsy: a population based study. Dev Med Child Neurol 57(9):829-834 2015

(58) Cheng D, Miao X et al.: Dyscalculia and dyslexia in Chinese children with idiopathic epilepsy: different patterns of prevalence, comorbidity, and gender differences. Epilepsia open 7(1):160-169 2022

(59) Belli A, Breda M et al.: Children with neurodevelopmental disorders: how do they sleep? Curr Opin Psychiatry 35(5):345-351 2022

(60) Bruni O, Angriman M et al.: Pharmacotherapeutic management of sleep disorders in children with neurodevelopmental disorders. Expert Opin Pharmacother 20(18):2257-2271 2019

(61) 本田秀夫：「自閉」という言葉の由来と概念の変遷　信州医誌　66：305-306　2018

(62) Kanner L: Autistic disturbances of affective contact. Nervous Child 2: 217-250 1943

(63) Asperger H: Autistichen psychopathen im Kindesalter. Arch Psychiatr Nervenkr. 117:76-136 1944

(64) Edith Sheffer著、山田美明訳：アスペルガー医師とナチス 発達障害の一つの起源　光文社　2019

(65) Lovaas:
https://lovaas.com/

(66) 一般社団法人日本自閉症協会：
https://www.autism.or.jp/

(67) CDC(Centers for Disease Control and Prevention): Prevalence and Characteristics of Autism Spectrum Disorder Among Children Aged 8 Years：Autism and Developmental Disabilities Monitoring Network, 11 Sites, United States, 2023
https://www.cdc.gov/autism/data-research/index.html

(68) Genovese A, Butler M: The autism spectrum: behavioral, psychiatric and genetic associations. Genes（Basel）14:677 2023

(69) Tseng CEJ, McDougle CJ et al; Epigenetics of autism spectrum disorder: histone deacetylases. Biol Psychiatry 91:922-933 2022

(70) Hallmayer J, Cleveland S, et al.: Genetic heritability and shared environmental factors among twin pairs with autism. Arch Gen Psychiatry 68:1095-1102 2011

(71) Tsompanidis A, Warrier V, et al.: Sex differences in autism heritability and likelihood(editorial). JAMA Psychiatry 81:643-644 2024

(72) 平岩幹男：幼児期のライフスキルトレーニング　合同出版　2022

(73) American Academy of Pediatrics: 3 early signs of autism spectrum disorder. Healthy Children Org May 2 2024

(74) 平岩幹男：小中学生のライフスキルトレーニング　合同出版　2022

(75) Thompson L, Gillberg C, et al.: Autism with and without regression: A two-year prospective longitudinal study in two population-derived Swedish cohorts. J Autism Dev Disord 49:2281-2290 2019

(76) 一般社団法人 発達障害支援のための評価研究会編著：PARS-TR　金子書房　2013

(77) Lord Cら著、黒田美保ら監訳：ADOS-2 日本語版　金子書房　2015

(78) 山根希代子監修：発達障害児の偏食改善マニュアル　中央法規　2019

(79) 強度行動障害判定基準（2012年3月30日厚生労働省告示第270号）

(80) 強度行動障害行動関連項目（2006年9月29日厚生労働省告示543号）

(81) 日本行動分析学会：強度行動障害に関する支援ガイドライン　2023

(82) 西田武志、福島龍三郎：強度行動障害のある人を支えるヒントとアイデア　中央法規　2023

(83) CDC(Centers for Disease Control and Prevention): Learn the signs. Act early.
https://www.cdc.gov/ncbddd/actearly/index.html

(84) 佐々木正美：自閉症児のためのTEACCHハンドブック―改訂新版　学研　2008

(85) 永井洋子、太田昌孝：太田ステージによる自閉症療育の宝石箱　日本文化科学社　2011

(86) O'Donohue WTら原著、佐久間徹監訳：スキナーの心理学　二瓶社　2005

(87) Leaf JB, Cihon JH, et al.: Concerns about ABA-based intervention: an evaluation and recommendations. J Autism Dev Disord 52(6):2838-2853 2022

(88) Eckes T, Buhlmann U: Comprehensive ABA-based interventions in the treatment of children with autism spectrum disorder - a meta-analysis. BMC Psychiatry 23:133 2023

(89) BCBA:

https://www.bacb.com/bcba/

(90) Fovel JT著、塩田玲子訳、平岩幹男監訳：ABAプログラムハンドブック　明石書店　2012

(91) Barbera ML原著、杉山尚子監訳：VB指導法　学苑社　2021

(92) Koegel RL, Koegel LK著、小野真ら訳：PRT　二瓶社　2016

(93) Rogers SJ, Dawson G, Vismara LA: An early start for your child with autism. Guilford press NY 2012

(94) ピラミッド教育コンサルタントオブジャパン:

https://pecs-japan.com/

(95) PECS4＋:

https://apps.apple.com/jp/app/pecs-iv/id919593979

(96) SCERTS研究会:

http://scerts.jp/about-scerts/

(97) Greenspan SI, Wieder S著、広瀬宏之訳：自閉症のDIR治療プログラム　金子書房　2023

(98) 日本感覚統合学会:

http://si-japan.net/

(99) Sundberg ML: VB-MAPP AVB press 2008

(100) Shizu著、平岩幹男監修：発達障害の子どもを伸ばす魔法の言葉かけ　講談社　2013

(101) 日本自閉症スペクトラム学会:

https://www.autistic-spectrum.jp/

(102) 特別支援教育士資格認定協会:

https://www.sens.or.jp/

(103) 公認心理師法：平成27年（2015年）法律第68号

(104) Yamasue H, Domes G: Oxytocin and autism spectrum disorders. Curr Top Behav Neurosci 35:449-465 2018

(105) Guastella AJ, Boulton KA et al.: The effect of oxytocin nasal spray on social interaction in young children with autism: a randomized clinical trial. Mol Psychiatry 28:834-842 2023

(106) NPO法人カラフルバード:

https://sld-colorfulbird.com/archives/6712

(107) 国立特別支援教育総合研究所：インクルーシブ教育システム構築支援データベース（随時更新）

https://www.nise.go.jp/nc/

(108) ドロップレット・プロジェクト:

https://droptalk.net/

(109) 日本マカトン協会:

https://makaton.jp/about

(110) 門田行史：ADHD病態の不均一性に立ち向かう臨床研究と未来　日児誌128:6-13　2024

(111) 鈴木昌樹：微細脳障害　川島書店　1979

(112) Faraone SV, Bellgrove MA et al.: Attention-deficit/ hyperactivity disorder. Nat Rev Dis Primers 10(1):11 2024

(113) DuPaul GJほか著、市川宏伸ほか監修：児童期・青年期のADHD評価スケール　ADHD-RS-5　明石書店　2022

(114) Arildskov TW, Sonuga-Barke EJS et al.: How much impairment is required for ADHD? No evidence of a discrete threshold. J Child Psychol Psychiatry 63:229-237 2022

(115) Kurokawa S, Nomura K et al.: Reliability of telepsychiatry assessments using the Attention-

Deficit/Hyperactivity Disorder Rating Scale-IV for children with neurodevelopmental disorders and their caregivers: randomized feasibility study. J Med Internet Res 26:e51749 2024

(116) Pereira-Sanchez V, Castellanos FX: Neuroimaging in attention-deficit/hyperactivity disorder. Curr Opin Psychiatry 34:105-111 2021

(117) Faraone SV, Larsson H: Genetics of attention deficit hyperactivity disorder. Mol Psychiatry 24:562-575 2019

(118) Sonuga-Barke EJS: The dual pathway model of AD/HD: an elaboration of neuro-developmental characteristics. Neuroscience and Behavioral reviews. 27:593-604 2003

(119) 八幡憲明、石井礼花：報酬系を通した注意欠如・多動性障害の病態理解　日本生物学的精神医学会誌 22：253-256　2011

(120) 金生由紀子：注意欠如・多動性障害　脳科学辞典　2015 DOI：10.14931/bsd.5929

(121) Groom MJ, Cortese S: Current pharmacological treatments for ADHD. Curr Top Behav Neurosci 57:19-50 2022

(122) Kollins SH, DeLoss DJ et al.:A novel digital intervention for actively reducing severity of paediatric ADHD (STARS-ADHD): a randomised controlled trial. Lancet Digit Health 2:e168-e178 2020

(123) Kirby P: Dyslexia debated, then and now: a historical perspective on the dyslexia debate. Oxford Rev Education 46:472-486 2020

(124) Haberstroh S, Schulte-Körme G: The diagnosis and treatment of dyscalculia. Dtsch Arztebl Int 116(7):107-114. 2019

(125) 熊谷恵子：算数障害の概念：神経心理学および認知神経心理学的視点から　特殊教育学研究　35(3):51-61 1997

(126) 光村図書：語彙力を高める「言葉の宝箱」：
https://assets.mitsumura-tosho.co.jp/2716/7602/5877/2020k_guide_03.pdf

(127) 宇野彰、春原則子ら：STRAW-R 改訂版　標準読み書きスクリーニング検査　インテルナ出版　2017

(128) 河野俊寛、平林ルミら：小中学生の読み書きの理解 URAWSSⅡ　エイタックラボ　2017

(129) 平岩幹男：読むトレGO！　合同出版　2020　監修のNintendo Switch版読むトレGO！　サムシング グッド　2020

(130) 平岩幹男、沖田光三ほか：ディスレクシアに対する音声認識機能を使ったトレーニングの試み　小児科診療　83：255-259　2020

(131) 宮崎圭佑：触るグリフ
https://sawaruglyph.com/

(132) Catronas D, Sausa J et al.: Duration perception for visual stimuli is impaired in dyslexia but deficits in visual processing may not be the culprits. Sci Rep 13(1):12873. 2023

(133) Ebrahimi L, Pouretemad H et al.: Magnocellular based visual motion training improves reading in Persian. Sci Rep 9:1142 2019

(134) NPO法人eboard:
https://www.eboard.jp/

(135) NPO法人エッジ：
https://www.npo-edge.jp/

(136) 読書バリアフリー法（視覚障害者等の読書環境の整備の推進に関する法律）令和元年（2019年）法律第49号

(137) ルーペバー：
https://www.shinwasokutei.co.jp/products/75767

(138) 菊田史子、河野俊寛：読み書き困難のある子どもたちへの支援　金子書房　2023

(139) 大学入試センター：令和７年（2025年）度受験上の配慮
https://www.dnc.ac.jp/kyotsu/shiken_jouhou/r7/#annai

(140) UDトーク：
https://info.roisinc.net/about/

(141) 武田洋子：ゆっくりさんすうプリント：10までのかず　小学館　2007

(142) 澳塩渚著、平岩幹男監修：子どものつまずきからわかる算数の教え方　合同出版　2022

（143）ともえそろばん：
https://www.soroban.com/product/?ca=3
（144）YouTube動画　うさぎ1号　@mikiohiraiwa 106番
（145）ZOMEツール：
https://zome.jp/?page_id=18
（146）YouTube動画 うさぎ1号　@mikiohiraiwa 52番
（147）Losse A, Henderson SE et al.: Clumsiness in children——do they grow out of it? A 10-year follow-up study. Dev Med Child Neurol 33:55-68 1991
（148）Biotteau M, Chaix Y et al.: Neural signature of DCD: A critical review of MRI neuroimaging studies. Front Neurol 7:227 2016
（149）Wilson BN, Crawford SG: The developmental coordination disorder questionnaire 2007 (DCDQ ’07).
https://www.dcdq.ca/
（150）YouTube動画 うさぎ1号　@mikiohiraiwa 149番
（151）楽体リングウィッティ：
https://halspv.com/collections/rakuda-ring
（152）スタイルキッズ：
https://www.mtg.gr.jp/brands/wellness/product/style/style_kids/
（153）ぐっポス：
https://www.yamegoma.jp/shopdetail/000000000021/
（154）牛膓昌利、笹田哲、平岩幹男：発達性協調運動障害のある小学生に対する複合現実技術を取り入れた運動プログラムの効果　日本発達系作業療法学会誌9：1，58-63　2022
（155）平岩幹男、笹田哲監修：トレキング
https://www.dcd-lab.jp/
（156）国立特別支援教育総合研究所、ホームページの言語についての項目
https://forum.nise.go.jp/kotoba/htdocs/?page_id=15
（157）日本言語聴覚士協会：
https://www.japanslht.or.jp/
（158）菊池良和：吃音の合理的配慮　学苑社　2019
（159）Müller-Vahl KR, Szejko N et al.: European clinical guidelines for Tourette syndrome and other tic disorders: summary statement. Eur Child Adolesc Psychiatry 31：377-382 2022
（160）金原洋治、高木潤野：子どもの場面緘黙サポートガイド　合同出版　2018
（161）Ghandour RM, Sherman LJ et al.: Prevalence and treatment of depression, anxiety, and conduct problems in US children. J Pediatr 206:256-267 2019
（162）Birleson P, Hudson I et al.: Clinical evaluation of a self-rating scale for depressive disorder in childhood. J Child Psychol Psychiatry 28:43-60 1987
（163）Denda K, Kako Y et al.: Assessment of depressive symptoms in Japanese school children and adolescents using the Birleson Depression Self-Rating Scale. Int J Psychiatry Med 36:231-241 2006
（164）傳田健三：子どものうつ：心の叫び　講談社　2004
（165）Post RM, Grunze H: The challenges of children with bipolar disorder. Medicina（Kaunas）57:601 2021
（166）Farrell LJ, Waters AM et al.: Closing the gap for children with OCD: A staged-care model of cognitive behavioural therapy with exposure and response prevention. Clin Child Fam Psychol Rev 26:642-664 2023
（167）厚生労働省：自立支援医療（精神通院医療）の概要
https://www.mhlw.go.jp/bunya/shougaihoken/jiritsu/seishin.html
（168）母子保健法　昭和40年（1965年）法律第141号　最新改正2024年
（169）American Academy of Pediatrics: Bright Futures. 2024
https://www.aap.org/en/practice-management/bright-futures
（170）神尾陽子訳：日本語版M-CHAT
https://www.pref.nara.jp/secure/153879/8M-chat.pdf

（171）Øien RA, Schjølberg S et al.: Clinical features of children with autism who passed 18-month screening. Pediatrics 141:e20173596 2018
（172）日本小児科医会：5歳児健診マニュアル
https://www.jpa-web.org/dcms_media/
（173）Montessori M, AMI友の会NIPPON監訳：子どもから始まる新しい教育（国際モンテッソーリ協会[AMI] 公認シリーズ）風鳴舎 2017
（174）Steiner R著，西川隆範訳：シュタイナー教育ハンドブック 風濤社 2007
（175）西軽井沢学園サムエル幼稚園
https://samuel-k.jp/
（176）教育職員免許法（1949年法律第147号）最新改正令和6年（2024年）
（177）平岩幹男：子どもの発達障害・外来診療の工夫 中山書店 2022
（178）道城裕貴，寺口雅美：発達障害がある子のためのおうちでできる就学準備 合同出版 2015
（179）高橋真、issue+design：障害のある子と親のための小学校就学サポートBOOK 英治出版 2023
（180）文部科学省：GIGAスクール構想
https://www.mext.go.jp/a_menu/other/index_00001.htm
（181）文部科学省：文部科学省CBTシステム（MEXCBT：メクビット）について
https://www.mext.go.jp/a_menu/shotou/zyouhou/mext_00001.html
（182）ロイロノートスクール：
https://loilonote.app/
（183）中央教育審議会答申：特別支援教育を推進するための制度の在り方について 2005
（184）文部科学省：小学校学習指導要領 中学校学習指導要領 2018
（185）文部科学省：特別支援学校教育要領・学習指導要領 2018
（186）内閣府：第5次障害者基本計画 令和5年（2023年）
（187）国立特別支援教育総合研究所：特別支援教育の基礎・基本2020 ジアース教育新社
（188）Health Resources and Services Administration(HRSA): Children and Youth with Special Health Care Needs（CYSHCN）2024
https://mchb.hrsa.gov/programs-impact/focus-areas/children-youth-special-health-care-needs-cyshcn
（189）https://www3.nhk.or.jp/news/html/20240509/k10014442851000.html
（190）文部科学省：不登校児童生徒の実態把握に関する調査 2022
https://www.mext.go.jp/content/20211006-mxt_jidou02-000018318_03.pdf
（191）文部科学省：児童生徒の問題行動・不登校等生徒指導上の諸課題に関する調査結果 2023
（192）教育機会確保法：義務教育の段階における普通教育に相当する教育の機会の確保等に関する法律（2016年法律第105号）
（193）文部科学省：不登校児童生徒への支援の在り方について（通知）令和元年（2019年）10月25日
（194）平岩幹男編著：不登校・いじめ：その背景とアドバイス 中山書店 2010
（195）平岩幹男：アンケート調査による小中学生におけるいじめの実態調査と精神保健学的検討 東京女子医科大学雑誌 69:616-636 1999
（196）いじめ防止対策推進法：平成25年（2013年）法律第71号
（197）文部科学省：令和5年（2023年）度 特定分野に特異な才能のある児童生徒への支援の推進事業について
https://www.mext.go.jp/b_menu/shingi/chousa/shotou/169/mext_00006.html
（198）市河茂樹：外来で診る子どもの発達障害 羊土社 2021
（199）YouTube動画 うさぎ1号 @mikiohiraiwa 98番
（200）日本小児歯科学会：
https://www.jspd.or.jp/facility_search/
（201）日本年金機構：受診状況等証明書
https://www.nenkin.go.jp/service/pamphlet/kyufu.files/0326.pdf
（202）国立研究開発法人国立成育医療研究センター：成人移行支援に関する考え方
https://www.ncchd.go.jp/hospital/about/information/transition.html
（203）YouTube動画 うさぎ1号 @mikiohiraiwa 127番 （ライフスキルトレーニング）

（204）YouTube動画　@mikiohiraiwa 132番　（助詞の使い方）
（205）トーキングエイド：
https://www.talkingaid.net/products/text_input
（206）ドロップレット・プロジェクト：
https://droptalk.net/
（207）ぷるすあるは：
https://pulusualuha.or.jp/
（208）YouTube動画 うさぎ1号　@mikiohiraiwa 37番　（感情を表現する）
（209）ステップ総合研究所：
https://www.ri-step.co.jp/
（210）日本版DBS法：学校設置者等及び民間教育保育等事業者による児童対象性暴力等の防止等のための措置
に関する法律（2024年法律第69号）
（211）WHO: To grow up healthy, children need to sit less and play more: New WHO guidelines on
physical activity, sedentary behaviour and sleep for children under 5 years of age. 2019
（212）厚生労働省：ペアレント・トレーニング実践ガイドブック
https://www.mhlw.go.jp/content/12200000/000653549.pdf
（213）上野良樹&作業療法チーム：発達障害の早期療育とペアレント・トレーニング　ぶどう社　2021
（214）モンズースー著、平岩幹男監修：マンガでわかる子どもの困りごと攻略ブック　Gakken　2023
（215）塩津裕康監修：すべての小中学校に「学校作業療法室」　クリエイツかもがわ　2024
（216）平岩幹男：「合理的配慮」をこばむ子どもたち
https://voicy.jp/channel/3101/75612
（217）YouTube動画 うさぎ1号　@mikiohiraiwa 141番　（表計算ソフト）
（218）竹内和雄：スマホ・ケータイ持ち込みの基本ルール　学事出版　2021
（219）吉川徹：ゲーム・ネットの世界から離れられない子どもたち　合同出版　2020
（220）日本で働く方のためのイラストで学ぶ！安全衛生漢字ドリル　中央労働災害防止協会　2019
（221）文部科学省：学校における性に関する指導について
https://www.mhlw.go.jp/content/11121000/000838180.pdf
（222）東京都教育委員会：性教育の手引　2019
https://www.kyoiku.metro.tokyo.lg.jp/school/content/files/about/text_kiso.pdf
（223）日本教育新聞：
https://www.kyoiku-press.com/post-series/series-224967/
（224）平岩幹男編著：思春期の性の問題をめぐって　診断と治療社　2011
（225）Brown D著、吉野智子ら訳：アスピーガールの心と体を守る性のルール　東洋館　2017
（226）染矢明日香、村瀬幸浩ほか：マンガでわかるオトコの子の「性」 合同出版　2015
（227）わたしのおんなの子ノート：
https://droptalk.net/?page_id=124#onnanoko
（228）YouTube動画 うさぎ1号　@mikiohiraiwa 41番　（月経）
（229）日本産科婦人科学会：産科婦人科用語集・用語解説集　改訂第4版　2018
（230）厚生労働省：
https://www.e-healthnet.mhlw.go.jp/information/heart/k-03-002.html#:
（231）吉本ばなな：おとなになるってどんなこと？　ちくまプリマー新書　2015
（232）平岩幹男：発達障害：思春期からのライフスキル　岩波ジュニア新書　2019
（233）ASPAD-J：青少年の飲酒・喫煙・薬物乱用に関する全国学校調査
https://www.ncnp.go.jp/nimh/yakubutsu/aspad-j/index.html
（234）Jernigan DH: Economic competition in the alcohol trade should not trump public health. J
Stud Alcohol Drugs 83(5):637-639 2022
（235）YouTube動画 うさぎ1号　@mikiohiraiwa 25番　（きょうだい）
（236）性的姿態撮影等処罰法：　性的な姿態を撮影する行為等の処罰及び押収物に記録された性的な姿態の影
像に係る電磁的記録の消去等に関する法律（2023年法律第67号）
（237）刑法（1907年法律第45号）：177条不同意性交等　令和5年（2023年）改正
（238）2024年7月19日大阪地方裁判所確定判決

https://www.asahi.com/articles/ASS84310BS84PTIL00HM.html
（239）警視庁：防犯アプリ　デジポリス
https://www.keishicho.metro.tokyo.lg.jp/kurashi/tokushu/furikome/digipolice.html
（240）厚生労働省：「オンライン診療の適切な実施に関する指針」に基づく薬局における対応について　2023
https://www.mhlw.go.jp/stf/kinnkyuuhininnyaku.html
（241）法テラス：
https://www.houterasu.or.jp/site/higaishashien/
（242）文部科学省：公立の高等学校における妊娠を理由とした退学等に係る実態把握の結果等を踏まえた妊娠
した生徒への対応等について（通知）　平成30年（2018年）３月29日
（243）性同一性障害者の性別の取扱いの特例に関する法律（2003年法律第111号）
（244）警察庁：インターネット上の誹謗中傷等への対応
https://www.npa.go.jp/bureau/cyber/countermeasures/defamation.html
（245）ルナルナ：スマートフォンアプリ（iPhone 、iPadなどで使用）
（246）森眞奈美、すはらひろこほか：ひとり暮らしの教科書　マイナビ　2014

さくいん

■英数字

100玉そろばん　104
1歳6ヵ月児健診　142
2次健診　151
3歳児健診　143
5W1H　237
5歳児健診　145
ABA　62
ABC分析　69, 78
ADHD-RS-5　75
ADOS-2　55
AI　157, 232
AO入学試験　176
Audible　97
A型就労　268
BCBA　63
BEAM　97
Bright Futures　142
B型就労　268
CDDR　19
CYSHCN　162
DCDQ '07　107
DIR　64
DropTap　200
DSM-5　21
DSM-IV　21
Facebook　256
ICD-10　19
ICD-11　19
Instagram　256
KABC-Ⅱ検査　39
KIKUTAメソッド　100
LINE　171, 256
MBD　71
M-Chat　142
MEXCBT　155
NGワード　228

PARS-TR　55
QT延長症候群　84
SCERTS　64
Siri　200
SNS　256
SSRI　130
STRAW-R　92
TEACCH　62
UD-Book教科書　97
UNLOCK　97
URAWSSⅡ　93
VB-MAPP　56
Vineland-Ⅱ適応行動尺度　56
VOCA-PEN　98
X　256
XR　111
YouTube動画　27, 221
ZOMEツール　104

■あ行

アクセスリーディング　97
アスペルガー障害　48
あせらない　29
アトモキセチン　84
アレクサ　200
暗黙の省略　236
イアーマフ　58
言い直し　199
医学モデル　10
行きしぶり　164
依存症外来　248
遺伝　52
イノベーション(改革)創出　17
イーボード　95
違和感　33
インチュニブ　84
うそ　214
疑い病名　31
腕すりすり　240
運動不足　167

エンカレッジスクール　174
遠城寺式乳幼児分析的発達検査　40
応用行動分析　62
太田ステージ　62
オキシトシン　66
おだてる　204
折れ線型自閉症　55
音読のテスト　90
オンライン　27

■か行

介入　29
回避型　214
案山子のポーズ　109
課金　235
学習指導要領　151, 162
過剰適応　167
学校健診　162
学校調査　15
勝手読み　88
家庭児童相談員　137
がまん貯金　213
カームダウンスペース　68
空手　110
カラフルバード　67, 86
感覚過敏　54, 57, 69
感覚過敏がある　53
感覚統合療法　64
環境設定　83
機会利用型訓練　64
機軸行動訓練　64
吃音　118
ギフテッド　178
気分調整薬　66
キーボード入力　103
義務教育　147
キャリアプラン　262
教育機会確保法　165
教育センター　137
共生思想　12

きょうだい児　196, 250
強迫症　133
緊急避妊薬　253
グアンファシン酸　84
グーサイン　202
クールダウン　239
グルーミング　254
ぐっポス　111
経過観察　67
経頭蓋磁気刺激療法　36
ゲームの攻略本　96
言語行動　64
言語聴覚士　119
交通整理　249
行動介入　66
行動観察　33
行動分析理論　49
公認心理師　65
広汎性発達障害　20
合理的配慮　13, 174, 229
声かけ　197
国際生活機能分類　11
告知　249
国立特別支援教育総合研究所　67, 86
こぶしぎゅー　240
個別教育支援計画　160
個別健診　145
個別支援計画　140
個別指導計画　160
コミュニケーションスキル　61
コンサータ　84
コンピュータゲーム　85

■さ行

再現性　208
再登校　166, 169
サードプレイス　261
サービス受給者証　140, 186
差別の禁止　13
サムアップ　79

触るグリフ　93
三角頭蓋　36
サングラス　58
自慰　242
視覚支援　215
視機能トレーニング　94
自己管理能力　259
自己肯定感　80
自殺企図　61
自傷　61, 122
視線　197
視線が合わない　53
自尊感情　107
自他境界　213
視聴覚健査　143
実行機能　77
児デイ　139
児童青年精神医学会認定医　181
児童相談所　115
児童発達支援　139
児童発達支援管理責任者　140
児童福祉法　136
自費診療　182
自閉症　48
自閉症・情緒級　152
自閉症スペクトラム支援士　65
社交不安症　133
社会不適応　164
社会モデル　11
写真の位置情報　233
じゃんけん　212
就学時健診　149, 150
就学相談　149
就学通知　154
集団健診　145
シュタイナー教育　148
出席停止　172
障害基礎年金　186
障害児福祉手当　139
障害者基本計画　160

障害者基本法　10
障害者総合支援法　140
障害者の権利に関する条約　12
障害者枠　139
障害者枠就労　267
小学校就学　149
小児科専門医　181
少人数学習　83
所得制限　139
シーラント処理　220
自立支援医療　139, 186
神経発達症　19
親権　266
人権モデル　11
人工知能　157
新生児聴覚スクリーニング　52
申請主義　136
身体障害者手帳　138
身体的いじめ　171
診断のカットオフライン　31
新版K式発達検査2020　40
心理的いじめ　171
心理的距離感　243
診療情報提供書　187
数直線　105
スクリーニング　143
スクリーニング検査　24
スクリーンタイム　220
スケジュールの可視化　69
スタイルキッズ　111
ステップ総合研究所　216
ストラテラ　84
砂時計　212
スペクトラム　18
スポットビジョンクリーナー　37
スマホ利用の原則　234
スモールステップ化　203
性教育　241
性指向　255
性自認　255

成人期の医療　190
精神障害者保健福祉手帳　138
成年後見制度　266
セクストーション　251
善悪判断　164
全検査IQ　40
専修学校　176
選択性緘黙症　124, 133
全日制　174
総合支援型　140
素行・非社会的行動症　126
粗大運動　108

■た行

ダイエット　258
大学入学共通テスト　100, 176
対人距離感　243
ダイバーシティ経営　17
大量服用　248
他害　61
諾否　202
達成感　225
田中ビネー知能検査Ⅴ　39
チック　123
知的障害者更生相談所　138
知的発達症　19
知能検査　114
チャイルドライン　172
チャレンジスクール　175
チャンキング　87
中枢神経刺激薬　84
中途覚醒　44
昼夜逆転　167
聴性脳幹反応　52
著作権　232
通級指導教室　152
通信制　174
ディスグラフィア　90
ディスレクシア　87
適応指導教室　168

できない　206
デコーディング　87
デジタルネイティブ　155, 220
デジポリス　253
鉄欠乏　38
てんかん　42
デンバー式早期療育方式　64
同音異義語　99
同調圧力　166
投薬　66
トゥレット症　123, 132
トーキングエイド　200
特異的発達障害　106
特殊教育　159
読書バリアフリー法　99
特定プログラム特化型　140
特別支援学級　151, 161
特別支援学校　151
特別支援学校教諭免許状　152
特別支援教育　159
特別支援教育コーディネーター　159
特別支援教育士　65
特別児童扶養手当　139, 186
特例子会社　268
トークンエコノミー　81, 220
トラップ型　214
トランスジェンダー　255
トレキング　112
ドロップレット・プロジェクト　68, 209

■な行

七生養護学校事件　241
二重母音　88
日本自閉症協会　49
日本版DBS　217
入眠　44
乳幼児健診　142
任意後見　266
妊娠　254
認知行動療法　132

ノイズキャンセリングイアフォン　58

■は行

ハイタッチ　202, 203
排便　218
破壊的行動障害　77
発語　199
発達検査　114
発達障害者支援法　2
発達障害診療医　181
発達障害は治るか　42
発達性学習症　35, 156
発達性協調運動症　156
発達性言語症　118
発達性語音症　118
発達性発話流暢症　118
発達退行　55
歯止め規定　241
パニック症　131
母親の愛情不足　48
バランスボール　110
ハローワーク　267
反抗挑発症　126
ひきこもり　169, 267
ピグマリオン効果　223
飛行機のポーズ　109
微細運動　108
微細脳障害　71, 106
非定型抗精神病薬　62, 66
非定型向精神薬　122
悲田院　136
ビバンセ　84
表計算ソフト　232
表出性言語障害　119
風船バレー　94
フォニックス　102
フォローアップ体制　144
不器用　106
福祉型カレッジ　265
藤芳ペン　97

フッ化物塗布　220
物理的距離感　243
不定愁訴　169
不適切行動　82
不同意性交　252
不登校　164
不登校特例校　169
ブラックイメージ　25
フリック入力　103
ぷるすあるは　210
不連続試行法　64
ペアレント・トレーニング　224
並行指示　211
米国疾病管理センター　52
米国小児科学会　54
ヘルスリテラシー　258
ヘルプサイン　216
偏食　219
放課後等デイサービス　139
包括教育　160
報酬　81
報酬系機能　77
放デイ　139
法定後見　266
訪問看護　187
保健所　137
保険診療　182
母子健康手帳　37
ほめ言葉　203
ボランティア　263

■ま行

マインクラフト　102
マカトン法　68
マスキング　167
マルチメディアデイジー教科書　97
未成年飲酒禁止法　248
未成年喫煙禁止法　248
見立て　249
耳たぶもみもみ　240

耳ふさぎ　57
メチルフェニデート　84
メラトニン　44
メラトベル　44, 220
文字種　90
持ち物のリスト化　85
模倣をしない　53
モラトリアム　266
モンテッソーリ教育　148

■や・ら・わ行

矢状縫合　35
やらない　206
優生思想　12
ユニバーサルデザイン　13
指差しをしない　53
夢見型　214
幼児教育　147
洋服のタグ　60
予定調和　166
読むトレGO！　93
ライフスキルトレーニング　195, 226
楽体リングウィッティ　110
リスデキサンフェタミン　84
リッカムプログラム　118
リテラシー　245
リマインダー機能　260
療育　29
療育手帳　39, 114, 138
ルーペバー　99
レット（Rett）症候群　22
連続指示　211
ロイロノート　156
ロードマップ　28, 194
わくわく感　225

平岩幹男（ひらいわ　みきお）

医師、医学博士、Rabbit Developmental Research代表。公益社団法人日本小児科学会及び公益社団法人日本小児保健協会名誉会員。1951年福岡県戸畑市（現・北九州市）生まれ、1976年東京大学医学部医学科卒業。三井記念病院、帝京大学医学部附属病院小児科、戸田市立医療保健センター（現・戸田市立市民医療センター）などを経て現職。厚生労働省、環境省各種委員会委員、国立研究開発法人国立成育医療研究センター理事、東京大学大学院医学系研究科非常勤講師、日本小児保健協会常任理事・副会長、日本小児科学会監事・代議員会議長などを歴任。2001年母子保健奨励賞・毎日新聞社賞受賞（皇居参内）。著書に『自閉症スペクトラム障害』（岩波書店）、『発達障害児へのライフスキルトレーニング』（合同出版）、『知的障害を抱えた子どもたち』（図書文化社）など多数。X（旧Twitter）、YouTube動画、Voicyは「うさぎ１号」で検索。

こどもの発達障害　僕はこう診てきた　　こころライブラリー

2025年　2月18日　第1刷発行

著　者　　平岩幹男
発行者　　篠木和久
発行所　　株式会社講談社
　　　　　東京都文京区音羽二丁目12-21　郵便番号112-8001
　　　　　電話番号　編集　03-5395-3560
　　　　　　　　　　販売　03-5395-5817
　　　　　　　　　　業務　03-5395-3615
印刷所　　株式会社新藤慶昌堂
製本所　　株式会社国宝社

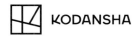

定価はカバーに表示してあります。

落丁本・乱丁本は購入書店名を明記のうえ、小社業務宛にお送りください。送料小社負担にてお取り替えいたします。なお、この本についてのお問い合わせは、第一事業本部企画部からだとこころ編集宛にお願いいたします。本書のコピー、スキャン、デジタル化等の無断複製は著作権法上での例外を除き禁じられています。本書を代行業者等の第三者に依頼してスキャンやデジタル化することは、たとえ個人や家庭内の利用でも著作権法違反です。
©Mikio Hiraiwa 2025, Printed in Japan

ISBN978-4-06-538254-7
N.D.C.378　286p　21cm